健康科普
中国行
营养与健康系列

小学生
这样吃，
聪明又健康

左小霞 王晶 闫旭 张晔○主编

U0254792

四川科学技术出版社
·成都·

图书在版编目（CIP数据）

小学生这样吃，聪明又健康 / 左小霞等主编. -- 成都：四川科学技术出版社，2023.2

（健康科普中国行. 营养与健康系列）

ISBN 978-7-5727-0839-8

Ⅰ.①小… Ⅱ.①左… Ⅲ.①小学生－饮食营养学 Ⅳ.①R153.2

中国版本图书馆CIP数据核字(2023)第017018号

健康科普中国行营养与健康系列

小学生这样吃，聪明又健康

JIANKANG KEPU ZHONGGUOXING YINGYANG YU JIANKANG XILIE
XIAOXUESHENG ZHEYANG CHI CONGMING YOU JIANKANG

主编　左小霞　王晶　闫旭　张晔

出 品 人　程佳月
策划编辑　张　扬
责任编辑　仲　谋
封面设计　象上设计
装帧设计　四川省经典记忆文化传播有限公司
责任出版　欧晓春
出版发行　四川科学技术出版社
　　　　　地址：成都市锦江区三色路 238 号　　邮政编码：610023
　　　　　官方微博：http://weibo.com/sckjcbs
　　　　　官方微信公众号：sckjcbs
　　　　　传真：028-86361756
成品尺寸　170mm×240mm
印　　张　13
字　　数　260 千
印　　刷　唐山富达印务有限公司
版　　次　2023 年 2 月第 1 版
印　　次　2023 年 3 月第 1 次印刷
定　　价　58.00 元

ISBN 978-7-5727-0839-8

邮　　购：成都市锦江区三色路 238 号新华之星 A 座 25 层　　邮政编码：610023
电　　话：028-86361770

《小学生这样吃，聪明又健康》

编委会

主 编

左小霞　王　晶　闫　旭　张　晔

编 委

于　菁	于林勇	于智敏	马旭阳	王　晨
王　清	王永炎	王燕平	元哲颖	韦秋桦
尤宏钊	牛国卫	方　俊	叶青竹	史文丽
再帕尔	刘健鸾	齐学进	许润三	杜杰慧
李　淳	李　鲲	李州利	李俊卿	李艳秋
杨　柳	邱　立	宋世琴	宋菁怡	张　伟
张　晋	张　凌	张华敏	张海波	张镜源
金卫平	周　俭	经　燕	赵荣国	贺　彬
栗　竞	徐　芳	陶庆军	曹献民	续文利

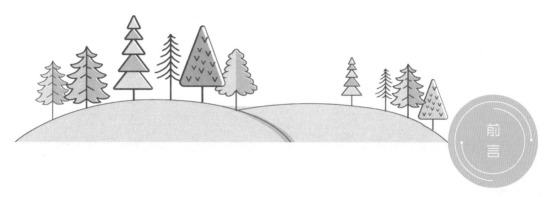

随着人们生活水平不断提高，现今儿童所面临的营养问题不再是吃不饱，而更多的是营养过剩导致的肥胖、营养素摄入不均衡等。同时，不少地区的儿童还存在偏食挑食、不吃早餐、摄入过多零食、运动量不足、盲目节食减肥等不合理的饮食行为和不良的生活习惯。而年轻的父母们对此往往束手无策，这种情况的出现，多半是缺少营养知识的缘故。

儿童是国家的未来，民族的希望，关注儿童营养问题是营养工作者义不容辞的责任。均衡的营养是儿童智力和体格正常发育乃至一生健康的基础。儿童时期也是饮食行为和生活方式形成的关键时期，家庭、学校和社会要积极开展饮食教育。所以，家庭饮食对儿童的影响格外重要。

孩子的每个成长阶段都需要父母的陪伴，可是为了支撑家庭，为了给孩子提供优越的生活条件，为工作而忙碌的父母可能缺少与孩子之间的沟通，甚至与孩子一起吃饭的时间也变得越来越少，这就让孩子们变得越来越孤单、落寞。父母和孩子之间需要架设一座桥梁来联络感情，只有在父母爱的浇灌下，孩子才能无忧无虑地成长。早晚餐时间就是孩子与父母联络感情的绝佳时机。其实和孩子一起吃饭是一件特别简单的事，父母千万不要错过这个只属于自己和孩子的幸福时刻，要珍惜和孩子一起吃饭的美好时光，让孩子感觉到幸福，让孩子不再孤单，每天都被暖暖的爱包围着。

这本书不仅为大家提供了营养健康科普知识，同时还提供了多种可供操作的食谱。因为很多儿童午餐是在学校食用的，所以本书重点讲早晚餐，让儿童"慧吃慧喝"，健康成长！

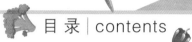

目录 | contents

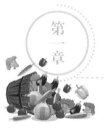

第一章 学龄儿童的生理特点及膳食指南

第二章 小小营养素，决定大健康

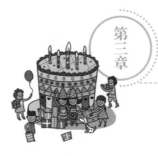

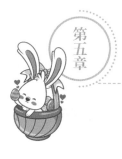

第五章　处理好食材，让早晚餐搭配更营养

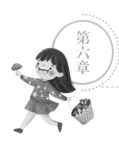

第六章　美味健康的日常早晚餐

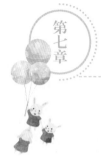

第七章　食补特色早晚餐

第八章　常见疾病通过饮食巧防治

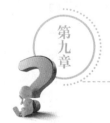

第九章　常见营养问题答疑

学龄儿童的生理特点及膳食指南

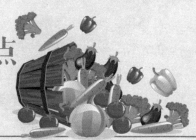

第一节

我国学龄儿童营养现状

儿童的健康状况是反映一个国家或地区经济社会发展、卫生保健水平和未来人口素质的重要指标，是保持社会经济可持续发展的重要基础。学龄儿童，即处于学龄期应接受学校教育的适龄儿童，小学阶段的学龄儿童一般为6~12岁。近年来，随着生活水平的提高，我国学龄儿童的营养健康状况有了很大改善，但仍面临着两方面的问题。一方面，营养不良问题，包括钙、铁、维生素A等营养素摄入不足依然存在，特别是在农村贫困地区更为突出；另一方面，由于营养过剩、偏食和运动量不足导致超重、肥胖检出率持续上升，高血脂、高血压、糖尿病等慢性非传染性疾病患者低龄化的问题日益凸显。同时，儿童的家长、学校教职工的营养知识不全面，不健康的饮食行为依然常见。

学龄儿童阶段是人一生中长身体、长知识的重要阶段。在此期间，儿童生长发育迅速，充足的营养是其智力和体格正常发育，乃至一生健康的重要基础。合理科学的饮食供给、良好的饮食习惯对于儿童正常生长发育以及预防成年期慢性疾病具有重要的意义，培养他们从小养成健康的饮食行为和生活方式将使他们一生受益。

第二节

学龄儿童生长发育的一般规律及生理、心理特点

一般规律

人的生长发育是一个连续过程，在这一过程中，有量的变化，也有质的变化。生长发育并不是线性的上升过程，而是时快时慢，呈阶梯式上升。衡量生长发育最简单、最常用的指标是身高和体重。学龄儿童平均每年身高增长5~7 cm，

体重增长2～3 kg，直到青春期开始生长突增，身高一年可增长10～14 cm，体重一年可增长8～10 kg。

生理、心理特点

学龄期的儿童，其大脑形态与结构发育已经初步成熟，功能也已相对完善，可以接受系统的科学文化知识。学龄期儿童主要有以下生理、心理特点：

①动作方面，因为体格逐渐发育，所以可以掌握一些运动的技能。

②语言发育比较关键，口语和书面表达能力明显提高，可以掌握很多词汇，学会语言技巧。

③情绪多变，如果家长与孩子的沟通不及时，容易造成情绪波动。如果和学校、家长沟通不好，容易给孩子造成压力，导致学习成绩较差的情况。所以在这个时期需要家长、老师和儿童进行有效的沟通，采取有效的教育方式，避免不良情绪的出现。

④注意力会有很大的发展，注意力集中的时间会逐渐增长，所以注意教学的方法有很大的作用。及时改善教学方法，培养学习兴趣是很关键的。一般7～10岁儿童的注意力可以保持30分钟左右，12岁儿童可以保持30分钟以上。

⑤认知功能方面，因为智力发育逐步成熟，理解分析能力逐渐完善，所以学龄期是接受科学文化知识的重要时期。

第三节

如何衡量儿童发育水平

定期测量身高和体重，能够及时了解学龄儿童体格发育水平的动态变化。家长应至少每周给儿童测量1次体重，每季度测量1次身高。适宜的身高和体重增长是儿童营养均衡的体现，应树立科学的健康观，正确认识体型，保证适宜体重增长。可根据我国卫生行业标准《学龄儿童青少年营养不良筛查》（WS/T 456—

2014）判断儿童是否存在营养不良。先采用身高结合年龄判断是否是生长迟缓（表1-1）。除生长迟缓外，再用BMI界值范围进行消瘦判断（表1-2）。采用BMI作为一般性肥胖的初筛指标，根据我国卫生行业标准《学龄儿童青少年超重与肥胖筛查》（WS/T 586—2018）来判断儿童体重是否属于超重、肥胖（表1-3）。

表1-1　6～12岁男女学龄儿童分年龄身高筛查生长迟缓界值范围

年龄/岁	男童身高/cm	女童身高/cm
6.0～	≤106.3	≤105.7
6.5～	≤109.5	≤108.0
7.0～	≤111.3	≤110.2
7.5～	≤112.8	≤111.8
8.0～	≤115.4	≤114.5
8.5～	≤117.6	≤116.8
9.0～	≤120.6	≤119.5
9.5～	≤123.0	≤121.7
10.0～	≤125.2	≤123.9
10.5～	≤127.0	≤125.7
11.0～	≤129.1	≤128.6
11.5～12.0	≤130.8	≤131.0

表1-2　6～12岁男女学龄儿童分年龄BMI筛查消瘦界值范围

年龄/岁	男童BMI/(kg·m⁻²)		女童BMI/(kg·m⁻²)	
	中重度消瘦	轻度消瘦	中重度消瘦	轻度消瘦
6.0～	≤13.2	13.3～13.4	≤12.8	12.9～13.1
6.5～	≤13.4	13.5～13.8	≤12.9	13.0～13.3
7.0～	≤13.5	13.6～13.9	≤13.0	13.1～13.4
7.5～	≤13.5	13.6～13.9	≤13.0	13.1～13.5

续表

年龄/岁	男童BMI/(kg·m⁻²)		女童BMI/(kg·m⁻²)	
	中重度消瘦	轻度消瘦	中重度消瘦	轻度消瘦
8.0～	≤13.6	13.7～14.0	≤13.1	13.2～13.6
8.5～	≤13.6	13.7～14.0	≤13.1	13.2～13.7
9.0～	≤13.7	13.8～14.1	≤13.2	13.3～13.8
9.5～	≤13.8	13.9～14.2	≤13.2	13.3～13.9
10.0～	≤13.9	14.0～14.4	≤13.3	13.4～14.0
10.5～	≤14.0	14.1～14.6	≤13.4	13.5～14.1
11.0～	≤14.2	14.3～14.9	≤13.7	13.8～14.3
11.5～12.0	≤14.3	14.4～15.1	≤13.9	14.0～14.5

表1-3　6～12岁男女学龄儿童分年龄BMI筛查肥胖界值范围

年龄/岁	男童BMI/(kg·m⁻²)		女童BMI/(kg·m⁻²)	
	超重	肥胖	超重	肥胖
6.0～	16.4	17.7	16.2	17.5
6.5～	16.7	18.1	16.5	18.0
7.0～	17.0	18.7	16.8	18.5
7.5～	17.4	19.2	17.2	19.0
8.0～	17.8	19.7	17.6	19.4
8.5～	18.1	20.3	18.1	19.9
9.0～	18.5	20.8	18.5	20.4
9.5～	18.9	21.4	19.0	21.0
10.0～	19.2	21.9	19.5	21.5
10.5～	19.6	22.5	20.0	22.1
11.0～	19.9	23.0	20.5	22.7
11.5～12.0	20.3	23.6	21.1	23.3

影响学龄儿童生长发育的因素

我们常常听到家长问："吃什么才能让我的孩子长高呢？"吃，当然是影响儿童生长发育的重要因素，但不是唯一的因素。生长发育是个复杂的问题，受多方面因素的影响，主要包括以下几个方面。

遗传因素

生长发育受先天的遗传影响，遗传决定儿童生长发育的潜力，而这种潜力的充分发挥有赖于后天的各种条件。根据调查研究，身高、体重、躯干与四肢的比例，都受遗传的影响。特别是儿童的身高很大程度取决于遗传，一般父母高的子女也高，父母矮的子女也矮。

营养因素

营养是儿童生长发育的物质基础，是组织器官生长及合成调节生长发育和性成熟的各种激素的原料。只有充足的营养才能保证儿童正常的发育，并最大限度发挥遗传给予的潜力。

体育锻炼因素

体育锻炼是促进儿童生长发育、增强体质的重要手段。有规律的运动、充足的睡眠与减少静坐时间等都可促进儿童生长发育、预防超重肥胖的发生，并能提高他们的学习效率。

①体育锻炼可使机体新陈代谢加快（分解与合成代谢速度都增加），并可刺激生长激素的分泌，促进生长。

②体育锻炼可使胃肠道蠕动加强，腺体分泌更多的消化液能够使食欲增加、食物消化得更快、吸收得更好，让身体获取更多的营养。

③体育锻炼可使钙、磷代谢率增加，使更多的矿物质沉积在骨骼上，让骨

骼更坚实；还能使肌肉纤维增粗，让肌肉更健壮、结实有力。

④体育锻炼可增强心肺功能，使心率在一般性活动中较少升高，且在剧烈活动后比较快地恢复正常。

⑤体育锻炼可减少血胆固醇在血管壁上的沉积，增加血管壁的弹性，预防成年后的高血压和动脉硬化。

⑥体育锻炼可提高儿童神经系统的灵活性和均衡性，使反应变快、对外界环境适应能力增强、抗病能力增强。

调查研究显示，经常参加体育锻炼的儿童，比不爱运动的同龄儿童在平均身高上可高出4~8 cm，有的甚至更多。

总之，儿童时期适当的体育锻炼对促进生长发育和增强身体素质是非常有益的。学龄儿童需要在家长的科学引导下开展全身性体育运动，进而锻炼儿童自身的身体素质。学龄儿童血管发育的速度大于心脏发育的速度，血液循环量较大，脉搏频率也高于成年人，所以需注意不要做过于剧烈的体育运动。推荐学龄儿童参加的体育运动项目主要为一些综合性的球类和跳跃等运动，尽量发展其基本运动技能，游泳及滑冰也是不错的选择。安排适当的体育活动能够促进儿童心脏机能的发展，且要随着儿童年龄的增长，逐渐增加体育运动的强度。

此外，学龄期儿童的的骨骼硬度小、韧性大，易弯曲变形，所以每天看电视、玩电子游戏、久坐的时间不宜过长。此外，还应注意坐、立、走和写字的姿势。

睡眠因素

近几年来，大量的调查研究已经证实：个子矮的儿童体内所分泌的生长激素量远较正常儿童少，而且其中相当一部分是由于夜间睡眠不足所致。睡眠对儿童的影响比成人大，促进生长发育的生长激素在睡眠时的分泌量比清醒时的分泌量高，所以睡眠时间短的儿童，体内生长激素分泌量就低，进而影响发育。人的新陈代谢包括合成与分解两方面，睡眠有利于合成作用的进行，为生长提供了物质基础。儿童上小学后，只有睡眠充足，才能保证其一天的活动和学习效率。有些家长望子成龙心切，强迫儿童加班加点学习，造成其睡眠不足，这样不仅不利于提高儿童的学习效率，还会影响其生长发育。

那么一天应该睡几小时才好呢？儿童睡眠时间的长短应随年龄的不同而适当变化，年龄越小，需要的睡眠时间越长，学龄儿童每天睡眠时间应为9~12小时，不要少于9个小时。

为了保障儿童的睡眠，也要注意选择合适的枕头。儿童枕头强调阶段适用性，每一段时期应采用不同的枕头，根据儿童头部的发育随时调整，不能一个枕头从小用到大，更不可以拿成人枕头给儿童用。建议儿童在1岁以前不用枕头；1~5岁可用小号枕头，厚度6~8cm，材料要较软且透气；6~10岁可以用中号枕头，厚度8~12cm，材料要软、透气且韧性好；12~18岁可以用中大号枕头，厚度12~15cm，材料应略软、透气好、韧性好。

精神情绪因素

精神情绪对儿童的生长发育起着重要作用，长时间情绪抑郁、恐惧、紧张，会影响其身心发育。良好、融洽的家庭和人际关系有助于儿童的身心发展。精神情绪因素对食欲和胃肠道的消化吸收能力也有影响，经常生活在过度紧张和抑郁的情况下，即使摄入营养价值高的食物，也不会觉得香，不能充分消化利用。所以，要关注儿童的心理变化，使其向着良好的方向持续发展。

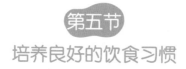

第五节
培养良好的饮食习惯

自幼培养儿童良好的饮食习惯，不挑食、不偏食、吃饭定时定量，则容易达到膳食平衡，以满足其生长发育的需要，防止某些营养素过多或过少。各种口味的喜好，如爱吃甜、酸、咸、辣等都是后天养成的，为了儿童的健康，家长要有意识地自幼培养其良好的饮食习惯，发现不良的饮食倾向需及时引导和纠正。儿童神经系统发育尚不完全成熟，习惯不牢固、可塑性大、容易改变，而等到长大成人，再改变习惯就很困难。如果在大脑中对某种食物建立起拒斥的条件反射，则会一见到这种食物就产生腻烦的情绪，抑制消化液的分泌；若是勉强吃下去，还可能刺激胃肠道，引起恶心、呕吐等反应。

家长应该培养儿童哪些良好的饮食习惯

1.吃饭有规律，定时、定量

规律饮食可使胃肠道有规律地蠕动和休息，到该吃饭的时候消化液就可自动地分泌，为进食做好准备，从而增加食物的消化吸收率，同时对维护胃肠道良好的功能也是有益的。不要经常给儿童买零食，零食不是不可以吃，但不宜多吃和经常吃，因为零食吃多了，可能导致儿童不好好吃饭。尽管零食中也有一些营养素，但并不均衡，不能满足儿童身体生长发育的需要，而且胃肠道一直不停地工作得不到休息，对胃肠道功能也是不利的。

饭量要适度，不要过饱。有的家长见到儿童吃得多就高兴，让他们挑爱吃的吃个够。实际上吃得太多不仅不利于营养素的吸收，而且饥一顿、饱一顿，暴饮暴食，对胃肠道的功能也是有损害的。

2.不挑食、不偏食、各式各样的食物都能吃

世间的食物千千万万，只有人奶能够供给6个月以内婴儿所需的全部营养素，除此之外没有哪一种食物能够供给儿童所需要的全部营养素。每种食物都有自身的长处和不足之处，只有进食种类丰富的食物，而且搭配合理，才能满足儿童生长发育的需要。

儿童的膳食都是由父母来安排的，父母应该让儿童自幼多接触一些食物，扩展饮食范围，尝试各种味道，适应各种食品，以使他们能够接受日后遇到的各种食物和口味。父母以身作则很重要，如果父母本身就对某些食物存在偏见，有偏食习惯，就很容易误导儿童。若发现儿童有偏食的倾向，不要任其发展，要想办法纠正。一方面给儿童讲道理，解释这种食物的营养成分及其对身体的重要性；另一方面把食物做得可口些，循循善诱。不能强迫或命令儿童非吃不可，避免引起儿童反感。

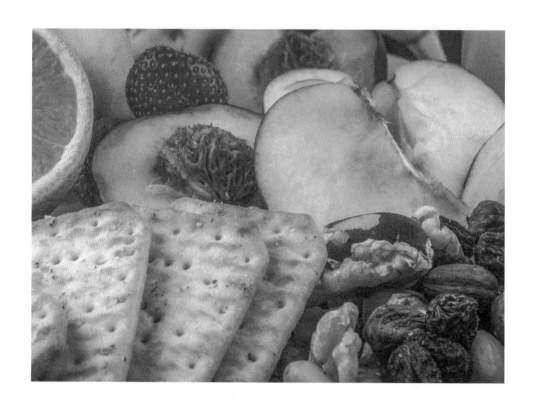

在学校中，学生们共进午餐是纠正偏食的好机会，有些不爱吃蔬菜的儿童，看到同学们吃得津津有味，这对其也是很好的诱导。

3.不要吃过多的糖

一般糖果的成分主要为碳水化合物，可以产生能量，但是其他的营养素含量很少。如果吃糖多，不好好吃饭，就会减少其他营养素的摄入，尤其是在吃饭以前吃糖或甜食，血糖会很快升高，大脑饱腹中枢兴奋，很快使食欲降低。对于有肥胖倾向的儿童，吃糖会加重肥胖，他们在不知不觉中吃进很多能量，但由于营养素摄入不够，这些儿童一般不健壮。此外，多吃糖易引起龋齿，口腔内残存的糖是细菌繁殖的重要物质基础。当然，儿童并非不能吃糖，只是不要多吃，不要饭前吃，一般每日每千克体重不超过0.5 g为宜，吃完糖之后一定要及时漱口。

4.少吃盐

盐的主要成分是氯化钠。钠是人体必需的营养成分，能帮助维持血容量和细胞内外渗透压的平衡；氯化钠可维持人体的电解质平衡。人体如果缺少氯化钠，可造成恶心、无力，甚至休克。但体内氯化钠过多可引起组织水肿，增加动脉血管张力，使血压升高。大量的调查证明，食盐摄入过多是高血压的病因之一，那些口味偏咸的地区，人群中高血压和脑卒中发病率明显更高。我国居民平衡膳食宝塔推荐每天食盐摄入量不超过5g。为了儿童的健康，父母应改变食物偏咸这种口味，让儿童自幼习惯于清淡饮食，平日少吃咸菜、咸鱼、咸蛋、咸肉，同时注意调味品中的"隐形盐"，不要用太多的酱油、鸡精、味精等。

5.吃饭要细嚼慢咽，不要狼吞虎咽

咀嚼对食物的消化吸收有重要影响，充分咀嚼能使儿童充分品尝食物的滋味，满足食欲，增加饱足感。有研究报道，肥胖的人往往吃饭很快，狼吞虎咽，血糖尚未升高、饱足感尚未产生时，就已经吃进很多食物。造成狼吞虎咽的原因有时是因为过分饥饿，也有时是因为时间仓促，急忙赶着去上学。父母应把进餐时间安排好，给儿童充分的时间坐下来好好吃饭。

6.饭前便后要洗手，生吃瓜果要洗净，不喝生水

这些看似是小事，但对预防肠道传染病和寄生虫病却很重要。很多肠道疾病都是可以通过食物进行传播的，儿童在学习和玩耍的过程中手会接触很多不洁的物品，如果吃饭前不洗手、生吃瓜果不洗或直接喝生水，手上的细菌是很容易污染食物从而传播疾病的。父母要从小培养儿童拿食物、吃东西以前要洗手的习惯。此外，一边看书一边吃饭、一边走路一边吃饭，这些都不好，应教育儿童改变这些习惯。

总而言之，儿童的饮食习惯不是天生的，而是生后养成的。为了儿童的健康，父母应该从儿童小的时候开始有意识地培养对他们身体有益的饮食习惯，纠正那些对健康不利的饮食习惯，以促进儿童的健康成长。

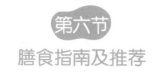

学龄儿童的营养需要

学龄期儿童处于生长发育阶段，基础代谢率高，活泼好动，体力、脑力活动量大，故学龄儿童需要的能量（按每千克体重计算）接近或超过成人。由于学龄儿童学习任务繁重、思维活跃、认识新事物多，因此必须保证充足的蛋白质供给。学龄儿童脂肪的推荐摄入量为摄入总能量的20%~30%，碳水化合物的推荐摄入量为总能量的50%~65%为宜。学龄儿童的骨骼生长发育快，矿物质的需要量明显增加，因此必须保证矿物质供给充足。学龄期儿童学习任务重，因此有关能量代谢、蛋白质代谢和维持正常视力、智力的维生素必须保证充足供给，尤其要重视维生素A和维生素B_2的供给。

学龄期是儿童建立健康信念和形成健康饮食行为的关键时期。全面、充足的营养是儿童正常生长发育，乃至一生健康的物质保障，儿童应该积极学习营养健康知识，主动参与食物选择和制作，提高营养健康素养。家长也应学习并将营养健康知识应用到日常生活中，发挥言传身教的作用，帮助儿童养成健康的饮食行为和生活习惯。

学龄儿童的膳食指南

学龄儿童的膳食指南在一般人群膳食指南的基础上特别推荐了以下5条核心内容：

①主动参与食物选择和制作，提高营养健康素养。

②吃好早餐，合理选择零食，培养健康饮食行为。

③天天喝奶，足量饮水，不喝含糖饮料，禁止饮酒。

④多户外活动，少视屏时间，每天60分钟以上的中高强度身体活动。

⑤定期检测体格发育，保持体重适宜增长。

以下关键事实是在充分的科学证据基础上得出的结论，应牢记：

①平衡膳食、合理营养是学龄儿童正常生长发育和维持健康的物质基础。

②营养充足的早餐可以改善儿童的认知能力，降低超重、肥胖的发生风险。学龄儿童超重、肥胖会增加儿童期、成年期慢性病的发生风险。

③不健康的饮食行为会影响学龄儿童的健康，在外就餐，常吃快餐特别是西式快餐，是诱发儿童超重、肥胖的饮食因素之一，过多摄入高盐、高糖、高脂的食物也会增加儿童慢性病发生风险。

④奶制品可以促进学龄儿童骨骼的健康发育。水摄入不足影响儿童青少年认知和体能，足量饮水可降低含糖饮料和能量的摄入。

⑤过多摄入含糖饮料可增加学龄儿童患龋齿、肥胖等疾病的风险。

⑥学龄儿童饮酒易引起酒精中毒及脏器功能损害，并导致学习能力下降，甚至产生暴力或者攻击他人的行为。

⑦增加身体活动可促进学龄儿童身体和心理健康，有助于促进学龄儿童智力发展、提高学习效率、预防近视。

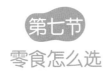

第七节
零食怎么选

零食的定义

零食通常是指一日三餐之外所食用的食品。一般情况下，除了一日三餐被称为正餐食物外，其余的一律被称为零食。

学龄儿童的饮食模式逐渐向相对固定的一日三餐过渡，正餐食物摄入量有所增加，但由于儿童生长发育需要，而饮食间隔时间较长，容易产生饥饿感，便有了对零食的需求。

6～12岁学龄儿童的零食核心推荐为：

①正餐为主，早餐合理，零食少量。

②课间适量加餐，优选水果、奶类和坚果。

③少吃高盐、高糖、高脂肪零食。

④不喝或少喝含糖饮料，不喝含酒精、含咖啡因的饮料。

⑤零食新鲜、营养卫生。

⑥保持口腔清洁，睡前不吃零食。

适当吃零食、少量多餐，不仅符合儿童的生理特点，还能补充正餐没有摄取到的营养素，但是要知道该怎么选择零食和怎么吃零食。

健康零食的选择

1.新鲜水果

新鲜水果富含人体所需的维生素、矿物质、膳食纤维，还常含有各种有机酸、芳香物质和色素等成分，具有良好的感官性状，对增进食欲、促进消化都有重要意义，但每次不能吃得太多。新鲜水果肯定是健康零食，除了现洗、现切的水果以外，也可以提前半天抽空把水果切好，密封放进冰箱冷藏，防止细菌繁殖，这样，在儿童想吃的时候拿出来即可食用，方便又卫生，比很多加工食品都要健康。

2.牛奶、酸奶

买牛奶、酸奶时别被乳饮料和添加糖坑了。牛奶和酸奶因为含有丰富的钙、优质的蛋白质以及诸多维生素、矿物质，是健康零食的佳品。我国居民膳食指南中也提到，儿童应该从小养成喝牛奶的习惯。对于有乳糖不耐受的儿童来说，舒化奶、零乳糖的奶、酸奶和奶酪也都是很好的奶类选择。但是要注意不要被乳饮料给迷惑了，有些乳饮料的产品标识不明显，家长选购时如果看到营养成分表中蛋白质占比1%，甚至还不到1%的，或者在配料表中奶的排名特别靠后的，可能它就只是一种饮料，选择健康零食时不用考虑它。至于酸奶的选购方面，为了调节酸奶口味，厂家往往会在产品中加比较多的糖，对于儿童来说，摄入过多的添加糖会造成龋齿和肥胖风险。所以建议大家购买酸奶时关注营养成分表，了解含糖量，尽量买无糖酸奶。也可以自制酸奶，自己控制糖的摄入量，或者和水果一起搭配也是不错的选择。再就是看配料表是不是够简单，按照国家标准，只要用生牛乳加上常用的乳酸菌，就可以做出酸奶了，除些之外的成分，只是为了让酸奶更甜、更稠，但对于提升营养价值并没有帮助。所以买酸奶的时候，买配料表简单且第一位是生牛乳的。

3.坚果

坚果是植物的精华部分，营养丰富，含蛋白质、油脂、矿物质、维生素较多，对人体生长发育及预防疾病有很好的作用。不添加油、盐、糖的原味坚果是很不错的健康零食。我们最常吃的坚果像花生、瓜子等非常好吃，但是很容易吃起来就停不下来，长期这样很容易导致油脂摄入过多，能量堆积，变成"小胖子"。所以坚果可以吃，但是要注意不要吃多了。

炒制的坚果可能会有添加较多盐的问题，另外，富含不饱和脂肪酸的坚果比较容易发生氧化酸败，也就是我们通常所说的有"哈喇味"了。所以在给儿童选购坚果时，要注意购买新鲜、少加工的坚果，闻一闻有没有不好的气味，同时吃的时候也要注意不要发生呛咳。每天10g左右的坚果较为合适，大概有一小把就够了。

坚果除了可以直接吃，还可以打成粉，作为一种增香的调味品，和面粉一起蒸成馒头、烤成面包，或搭配蔬菜做成坚果蔬菜沙拉，还可以和谷物一起打成五谷豆浆和坚果米糊。

儿童零食的"6条金标准"

没有零食的童年是不完整的，过度地限制儿童吃零食反倒会激起儿童对"垃圾食品"的好奇。与其让儿童自己偷偷吃街边摊或不健康的零食，不如家长主动选择、购买一些比较好的零食作为整体健康饮食的一部分提供给儿童吃，同时也能避免高糖、劣质零食带来的食品安全、肥胖风险。家长要学会看零食的食品包装、配料表、食物成分表。依据《儿童零食通用要求》，本书总结了儿童零食的"6条金标准"供读者选择零食时参考。

1.不能含有反式脂肪酸

反式脂肪酸对人体有一定危害，不仅影响儿童生长发育，同时会增加成人心血管方面的患病概率。其主要见于氢化加工的植物油，如人造奶油、起酥油、煎炸油等。

2. 不能使用经辐照处理的原料

辐照是一种较常见的灭菌工艺，能延长产品保质期，如方便面里的蔬菜包便采用了此种工艺。辐照处理的食品虽然不会有放射性危害，但会破坏食品中的营养成分，造成营养素流失，不能满足儿童的营养需求。

3. 少盐少糖少油

针对儿童健康饮食，《儿童零食通用要求》提出了少添加糖、盐、油的规定。

4. 不使用防腐剂、人工色素、甜味剂

《儿童零食通用要求》首次提出儿童零食的食品添加剂指标应向婴幼儿辅食标准看齐，不允许使用防腐剂、人工色素、甜味剂。

5. 零食不能崩牙

《儿童零食通用要求》特别提出了产品物理层面食用安全性的感官要求，如规定产品的组织形态不能有明显尖锐突出物，产品应口感好、不崩牙等。目前其他食品标准没有针对儿童食用时的安全性有相关的感官标准。此外，包装结构的设计需充分考虑儿童的安全性，在儿童使用过程中不应对其产生伤害，如割伤、误食等风险。

6. 标出过敏原

对奶类、海鲜等过敏的儿童，家长选购零食时要留意标签的安全性提醒标识，《儿童零食通用要求》强制要求标示过敏原信息，以及醒目标注影响儿童食用过程中安全性的提示。

简单来说，儿童零食的选择要注意的原则为少油、少盐、少糖、少加工，选择配料表相对简单的。

如果儿童每天的正餐就已经吃够身体所需的营养素，则没有必要吃零食。如果正餐没吃够，那可以在两餐之间来点小零食。两餐之间往往血糖比较低，特别是对学龄儿童来说，上完两节课后的状态可能比较差，及时来点小零食，不仅能让他们放松一下，还能让大脑获得能量补给，使其恢复良好的学习状态。

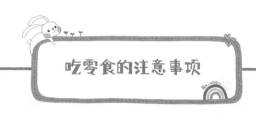

吃零食的注意事项

1.优先选择小包装

零食不能一下子吃太多，否则会影响下一次正餐的胃口。家长在购买时就要注意可以选择小包装的食物，一方面方便定量，避免吃太多，另一方面独立的小包装也比较容易携带，更为安全卫生。

2.零食的量

学龄儿童每次可进食零食的量为80～100 kcal[①]，相当于25 g主食；130 g酸奶；20 g奶粉；25 g奶酪；1个小鸡蛋；半个苹果；10～15 g坚果等。每天可适当增加2～3次零食，在正餐前1.5～2.0小时是比较合适的。

3.吃零食时不要给儿童看平板或手机

很多研究都显示，当分心看电子屏幕时，很容易不知不觉吃得过多，因此最好不要让儿童养成边看电视、电子屏幕边吃东西的习惯。

① 1kcal=4.2kJ。

第二章

小小营养素，决定大健康

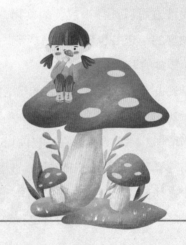

随着营养科学的进步，我们对营养素的了解也越来越多，不同的营养素对人体有着不同的作用。为了保持人体健康，一方面，我们需要摄入足量含有一定种类、数量、适宜比例营养素的食物；另一方面，营养素摄入过多或不足均会对健康造成危害。接下来，我们就一起来了解一下，在儿童的成长过程中，要注意哪些营养素的摄入。

第一节
蛋白质——生长发育的主原料

蛋白质对儿童的健康成长极为重要，是构成细胞、组织和器官的主要材料。人体内新陈代谢过程中起催化作用的酶、调节生长和代谢的各种激素以及有免疫功能的抗体都是由蛋白质构成的。此外，蛋白质对维持体内酸碱平衡和水分的正常分布都有重要作用。儿童有的生长快，有的生长慢，有的性成熟早，有的性成熟晚，个体差异大，但对营养素的需求无论是数量还是质量都比成人高。蛋白质提供的能量应占膳食总能量的12% ~ 14%。

既然蛋白质这么重要，那么为了保证健康成长，儿童每天需要摄入多少蛋白质呢？儿童每日蛋白质的推荐摄入量及常见食物中蛋白质含量见表2-1、表2-2。

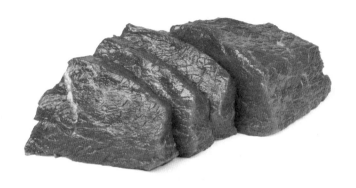

表2-1　儿童每日蛋白质推荐摄入量

年龄/岁	推荐摄入量/g	
	男童	女童
6 ~	35	35
7 ~	40	40
8 ~	40	40
9 ~	45	45
10 ~	50	50
11 ~ 12	60	55

表2-2　常见食物中蛋白质含量

推荐食物	每100 g食物（可食部位）蛋白质含量/g
鸡蛋	12.7 ~ 13.1
牛奶	3.0
牛肉（瘦）	20.2
猪肉（瘦）	20.3
鱼类	17.0 ~ 21.0
黄豆	35.0
核桃（干）	14.9

　　食物中的蛋白质进入人体后，要经过消化酶分解为氨基酸的形式后才能被吸收。当食物蛋白质中必需氨基酸的种类齐全且比例和人体合成组织所需的必需氨基酸比例相近时，身体对其利用率就高，吃较少量就可满足身体需要，这种蛋白质称为优质蛋白质或完全蛋白质，如瘦肉、奶、蛋、鱼、动物内脏等动物性食物和黄豆制品中的蛋白质等。

　　有些食物蛋白质虽然各种必需氨基酸齐备，但它所含有的必需氨基酸比例和数量与人体需要的相差较大，比如粮谷类中的蛋白质含赖氨酸少一些，这种蛋白质称为半完全蛋白质，其中相对不足的必需氨基酸称为限制氨基酸（因为氨基酸的不足限制了该蛋白质的利用）。这类蛋白质也可以满足需要，但是要多吃，或者与含有该类限制氨基酸多的食物搭配着吃才行。例如，米、面等粮谷类蛋白质中赖氨酸的含量少，但在黄豆类食物蛋白质中赖氨酸含量非常丰富，根据试验把黄豆和粮食按适当比例合在一起吃可以提高蛋白质的利用率（因为各种食物蛋白质进入身体消化成氨基酸后，可以互相取长补短，这种作用在营养学上称为蛋白质互补作用）。

值得注意的是，年幼儿童的肝肾功能较弱，摄入高蛋白食物后，容易造成消化吸收代谢障碍。所以不能一次给儿童摄入大量高蛋白食物，并且要注意植物蛋白与动物蛋白科学搭配，充分发挥蛋白质的互补作用，获得足够的必需氨基酸，并提高蛋白质的吸收利用率，帮助儿童茁壮成长。

碳水化合物——补能量增力气

碳水化合物，又称糖类。长期以来，碳水化合物一直是人类膳食中能量的主要来源，其主要来源于植物性食品，而动物性食品中含碳水化合物很少。与蛋白质和脂肪相比，碳水化合物是更容易被机体利用的能量源。碳水化合物能为身体正常发育提供大部分能量，起到血糖调节、节约蛋白质和抗生酮、维持神经系统正常功能的作用。一切的内脏器官、神经、骨骼以及肌肉等身体结构的发育与活动都需要碳水化合物提供的能量来推动。

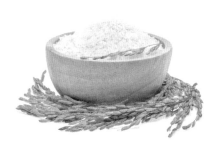
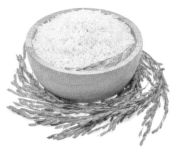

目前我国居民膳食中碳水化合物的主要来源是谷类和薯类，蔬菜水果中也有一定量的碳水化合物。因此保证适量碳水化合物摄入，不仅可以避免脂肪的过度摄入，谷类和薯类以及蔬菜中富含的膳食纤维还对肥胖及心血管疾病的预防有重要作用。一般认为碳水化合物的供给量占总摄入能量的50%～65%对儿童而言较为适宜。常见食物中碳水化合物的含量见表2-3。

表2-3　常见食物中碳水化合物含量

推荐食物	每100 g食物（可食部位）碳水化合物含量/g
小麦粉	70.9
大米	77.2
小米	75.1
香蕉	22.0
甜瓜	6.2
胡萝卜	8.1

另一方面，我们常说"吃糖太多有害"。这里说的糖就是指日常的糖块、白糖等精制糖，其主要成分为碳水化合物。糖对儿童来说是一种"甜蜜的诱惑"，由于糖是一种纯能量物质，不含或很少含其他营养素，而身体需要全面的营养素，因而糖不能代替饭。如果因多吃糖而不好好吃饭，那就会造成蛋白质、维生素和矿物质等摄入不足，所以吃糖多的儿童身体大都不太健壮。尤其是在饭前吃糖或甜食影响更大，因为人和动物的脑中有一个控制饥饿和饱腹的中枢，如果儿童在即将吃饭时吃糖或甜食，那么可使其血糖很快上升，饱腹中枢兴奋，抑制食欲，他们就会不好好吃饭，进而影响生长发育。常吃糖还容易患龋齿，这是由于糖为细菌生长繁殖提供了营养，这些细菌和残留的糖混合起来，在牙齿表面和缝隙中形成黏性酸性附着物，逐渐溶解牙齿表面的牙釉及牙本质，久而久之形成龋洞，俗称"虫牙"。有研究表明，同样量的糖，吃糖的次数愈多危害愈大。睡觉以前吃糖危害最大。因为白天人们会喝水、说话，且

分泌的唾液有冲洗残渣的作用；而晚间吃糖又不刷牙就睡觉，残渣全部存留在口腔内牙齿间，给细菌繁殖创造了适宜条件，极易造成龋齿。学龄儿童正处于换牙阶段，一定要做好口腔卫生工作。

此外，糖摄入过多还会增加患痛风、糖尿病、肥胖的风险，所以应该从小培养儿童不酷爱甜食的好习惯。一般建议吃糖量为每千克体重不超过0.5 g，例如一个体重为20 kg的小学生每天吃糖最好不超过10 g。应让儿童适当减少饼干、糖块的摄取量，在两餐之间不吃或少吃糖果零食，选择天然食品作为加餐。也可以在做了较多运动后适量吃点，补充运动消耗的能量。

第三节
合理摄入脂肪让大脑更聪明

脂肪是构成身体组织的重要物质，能为儿童提供能量和身体必需的脂肪酸。皮下脂肪有维持正常体温的作用，内脏器官周围的脂肪能缓冲外力冲击，保护内脏。此外，脂肪还能促进维生素A、维生素D、维生素E等的吸收。儿童时期是生长发育的高峰期，一般不应过度限制儿童的脂肪摄入。但是脂肪摄入过量将增加肥胖及成年后发生心血管疾病、高血压和某些癌症的风险。一般建议，饮食中脂肪提供的能量在总能量中不超过30%为宜，儿童在20%～30%比较合适。常见食物中脂肪含量见表2-4。

表2-4　常见食物中脂肪含量

推荐食物	每100 g食物（可食部位）脂肪含量/g
猪肉（瘦）	6.2
牛肉（瘦）	2.5
牛肉（五花）	5.4

推荐食物	每100 g食物（可食部位）脂肪含量/g
鸡	6.7
鸡蛋	8.6
鱼类	1.0～4.0
黄豆	16.0
芝麻（黑）	46.1
核桃	58.8

动物脂肪和植物脂肪哪种好

从摄入必需脂肪酸的角度来说，动物脂肪中必需脂肪酸的含量较植物脂肪少，故植物脂肪是必需脂肪酸的良好来源，从这个角度来看，植物脂肪优于动物脂肪。但也有例外，如鱼油中所含有的长链多不饱和脂肪酸，是大脑和脑神经的重要营养成分，而椰子油虽然是植物油，却含更多饱和脂肪酸。

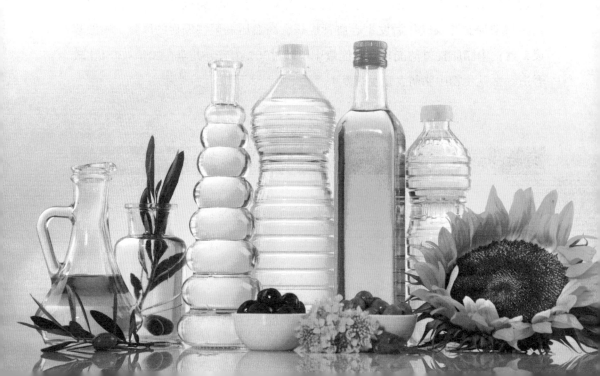

从预防动脉硬化的角度来说，也是植物脂肪优于动物脂肪。动脉硬化是严重威胁身体健康的疾病。从目前的趋势看，其发病年龄愈来愈小，因此应从小注意预防，尤其是父母有动脉硬化的家庭，更应该在膳食方面减少饱和脂肪酸和胆固醇摄入。

从儿童期开始控油

中国居民平衡膳食宝塔推荐成人每天油的摄入量是25～30 g，学龄儿童推荐和成人差别不大，每天在25 g左右。但是我们现在大多数家庭用油量都是超标的，统计数据表明，我国居民平均每天食用油量达42 g，个别地区甚至更多。在家庭烹饪中，多放油已成为一种普遍习惯。1 g油能提供9 kcal能量，比起1 g蛋白质或碳水化合物提供的4 kcal能量高出很多。能量摄入过高，就容易导致儿童变成"小胖子"。所以，控制烹调用油量非常关键。

该如何控油呢？

①学会用限油壶，可以提前倒好一家人一周的量，在这个范围内用油，就不会用超了。

②改变一下烹调方法，多做炖菜、拌菜、蒸菜，不放油或者放上几滴香油、橄榄油，既清爽又能控油。

③教育儿童要少吃动物皮和肥肉，以及油炸、油煎的食物，像油条、油饼、炸鸡翅、炸鱼偶尔吃一次就可以了，饼干、糕点等高油零食都应尽量少吃或不吃。

④尽量不吃外卖，不得不吃外卖的时候可以备注一下菜、饭分开，不要把菜浇在饭上，否则大米饭上吸满了油，一天的油摄入量又超标了。

综上所述，我们要帮助儿童从小养成低油低脂饮食的好习惯。

除此之外，食用脂肪类食物时可以适量补充一些含有维生素A、维生素D的食物，因为维生素A、维生素D是脂溶性的，与脂肪类食物一同食用能够更好地被吸收。

第四节
能量——动力之源

汽车开动需要汽油，机器转动需要燃料，而人的各种活动，如呼吸、心跳、走路、说话、思维等，这些活动的动力从哪里来呢？答案是来自食物中碳水化物、脂肪和蛋白质在体内氧化放出的能量。1 g蛋白质氧化放出能量大约4 kcal，1 g碳水化合物放出能量大约4 kcal，1 g脂肪放出能量大约9 kcal。能量摄入是否充足，是营养学上首先考虑的问题。对成人来说，摄入的能量应与消耗的能量达到平衡，而对儿童来说，必须摄入能量多于消耗能量，有所节余，供生长发育所需。能量摄入不足，会导致生长缓慢甚至停止，使儿童不爱运动、无力、免疫力降低以及易患各种传染病；能量摄入过多也不好，会导致肥胖，对健康不利。

碳水化合物、脂肪和蛋白质普遍存在于各种食物中。谷薯类含有丰富的碳水化合物，是最经济的膳食能量来源；油脂类食物富含脂肪；动物性食物则富含蛋白质与脂肪；果蔬类食物能提供的能量较少。

儿童能量消耗包括以下几个方面：维持基础代谢、生长发育、活动、食物特殊动力作用以及排泄消耗。学龄儿童每日能量的推荐摄入量见表2-5。

表2-5　儿童的能量推荐摄入量

年龄/岁	推荐摄入量（kcal/d）	
	男童	女童
6～	1 400	1 250
7～	1 500	1 350
8～	1 650	1 450
9～	1 750	1 550
10～	1 800	1 650
11～12	2 050	1 800

水——生命之源

水也是一种必需的营养素，人要是没有水只能活几天。在人体中水是含量最高的一种组成成分，其比例随年龄增大逐渐减少，初生婴儿体内含水量约为75%，到60岁老人便下降到50%。所以年龄越小，需要的水相对越多。

水的生理功能

水的生理功能主要包括以下几个方面：

①溶剂作用。许多营养素必须溶解在水里才能被吸收，并通过血液运送到身体各处，血液成分90%以上是水。多种代谢废物也可溶于水，以尿液或汗液的形式排出体外。

②调节体温。皮肤表面水分蒸发可带走大量热量，夏天出汗是调节体温的重要方式，皮肤每蒸发1 kg水，可带走2 510.4 kJ能量。当外界环境温度升高时，水可以帮助人体维持恒定的体温。

③滑润剂作用。水在体内有滑润剂作用，如眼泪可防止眼球干燥，唾液有利于吞咽食物和咽喉湿润。此外，关节、胸膜腔、腹膜腔的浆液也有很好的滑润作用。

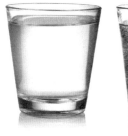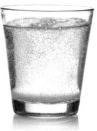

④提供反应环境。身体中的各种化学反应都离不开水。

每天需要多少水

水的需要量和年龄有关，年龄越小，相对需水越多。一般来讲，成人每摄入含能量4 184 kJ的食物，宜喝1 000 ml水，而婴儿则应喝1 500 ml水，儿童介于两者之间。在温和气候下，较低身体活动水平的6岁儿童每天应饮水800 ml；7～10岁儿童每天应饮水1 000 ml；11～12岁男童每天应饮水1 300 ml，女童每天应饮水1100 ml。在天气炎热、大量运动、出汗较多时应适量增加饮水量，应做到定时、少量多次饮水，不要等到口渴后再喝水。

人体水的来源

人体中水的来源包括以下几种：

①饮用水。

②食物中的水。各种食物含水量不同。

③内生水。体内蛋白质、脂肪、碳水化合物氧化产生的水。

身体的水可从呼吸蒸发、皮肤蒸发、粪便排出、尿中排出等途径消耗。若夏天出汗多或腹泻等，则水分损失更多。

儿童需水量和成人相比更多，家长应注意保证满足他们的饮水需要。当前，我国不少儿童以甜饮料代替饮用水，这种习惯是错误的，非常不利于身体健康。以甜饮料代替饮用水，会导致儿童摄入过多的糖，进而引起肥胖等诸多问题。最适合儿童的水为白开水或矿泉水等，不能以甜饮料代替水。

第六节
膳食纤维——有益肠道健康

膳食纤维有很强的吸水能力，可以增加胃内容物体积而增加饱腹感，从而减少食物和能量摄入，有利于控制体重，防止儿童变成"小胖子"。膳食纤维还能增进肠道蠕动，让排便更顺畅，预防便秘。膳食纤维可稀释食物中的致癌物质和有毒物质并加速这些物质的排出，减少肠道毒素停留，促进排毒，保护儿童脆弱的消化道，并可预防结肠癌。

要注意的是儿童摄取富含膳食纤维的食物后，要多喝水，这样能使粪便软化，解决儿童的排便大事。过多的摄入膳食纤维会导致腹部不适，如增加肠蠕动和增加产气量，影响其他营养素（如蛋白质和钙、铁）的吸收。

膳食纤维主要来源于植物性食物，如粮谷类的麸皮、糠，蔬果中含有大量纤维素和果胶等。从小培养儿童吃蔬果、粗粮、薯类的习惯，对保护肠道健康有很大益处。常见食物中膳食纤维含量见表2-7。

表2-7　常见食物中膳食纤维含量

推荐食物	每100 g食物（可食部位）膳食纤维含量/g
麸皮	31.3
燕麦	6.0
玉米（鲜）	2.9
小米	1.6
红薯	1.0
芹菜	1.0
干木耳	29.9
苹果	1.7

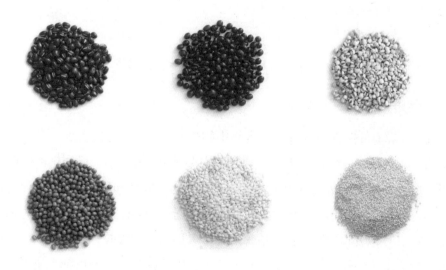

第七节
钙——强健牙齿与骨骼

　　钙盐是人体含量最多的无机盐，是构成骨骼及牙齿的重要成分，也是促进肌肉收缩及血液凝固机能的营养素，与人生各个阶段的健康密切相关。它还能调节神经的传导功能，协助放松精神、稳定儿童的情绪。人体含钙比例随生长发育逐渐加大。对6～10岁的儿童而言，钙的每日适宜摄入量为800 mg，每日可耐受最高摄入量为2 000 mg。常见食物中钙的含量见表2-8。

表2-8　常见食物中钙含量

推荐食物	每100 g食物（可食部位）钙含量/mg
黑芝麻	780
虾皮	991
紫菜（干）	264
牛奶	104
黄豆	191
南豆腐	113
北豆腐	105
油菜	148

促进钙吸收的因素

　　维生素D可促进钙吸收，但食物中维生素D含量通常比较少，只有蛋黄、牛奶、鱼肝油中有一些。人体可通过晒太阳补充维生素D，增加钙的吸收和利用，所以多晒太阳对儿童生长发育是有好处的。乳糖和维生素C都可促进钙的溶解，对钙的吸收有利。钙的吸收与食物中钙和磷的比例有关，钙与磷比值比为2∶1时，吸收最好，食物中含磷太多可影响钙的吸收。牛奶是钙的良好来源，钙和磷比例较为合适，又含有可促进钙吸收的乳糖，所以把牛奶作为儿童的每日必需食品是很有必要的。此外，增加体育锻炼提高新陈代谢率，也可促进钙的吸收。

妨碍钙吸收的因素

谷物外壳中的植酸可以和钙结合使钙不易溶解，蔬菜中的草酸也可和钙结合，这些都会妨碍钙的吸收。一般含草酸多的蔬菜如菠菜，就不宜与含钙量高的食物同食。经常腹泻的儿童，其钙的吸收能力也较差。

如何科学合理地摄入钙

学龄儿童应每天摄入奶或奶制品，因为其中的钙不但含量多而且吸收率也高。每天喝250 ml奶就可摄入约300 mg的钙。豆类及其制品含钙也较丰富，可以常吃些豆制品，如豆浆、豆皮、豆干、豆腐、腐竹等。虾皮含钙量也特别多，一天吃10 g可以摄入约100 mg钙。虾皮吃法很多，如虾皮炒韭菜、虾皮白菜汤、虾皮炒油菜，以及虾皮白菜馅包子等，都是很可口的菜肴，价钱也不贵。还可以把买来的虾皮浸泡一下，去掉部分盐分，控干水后焙干打粉，做汤、鸡蛋羹时都可以放上一小勺虾皮粉，别有一番风味。

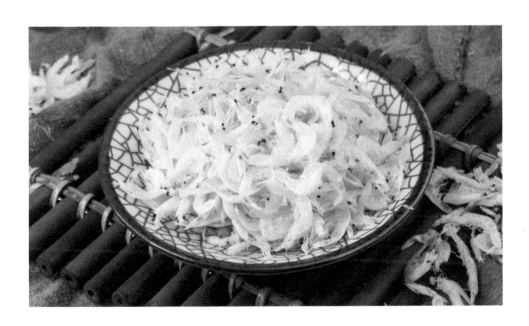

摄取钙质时要注意戒除加速钙质流失的坏习惯。经常在外面吃饭的儿童，肉食、高脂肪食物吃太多，钠、动物性蛋白摄取偏高，会干扰钙质的吸收；不运动、过量喝可乐等碳酸饮料，会造成体内钙磷不平衡，增加骨钙的流失。经常在户外活动、晒太阳，利用不花钱的阳光资源，促进自身合成维生素D，可促进钙的吸收和利用，这对预防钙缺乏是有益的。

第八节
铁——抗贫血、增强活力

铁是自然界最丰富的元素之一，随处可见，然而铁却是儿童常常缺乏的一种营养素，缺铁性贫血是儿童中的常见病。贫血主要的临床表现为：皮肤黏膜逐渐苍白，以唇、口腔黏膜、甲床最明显；头发枯黄；倦怠乏力、不爱活动或烦躁；异食癖、注意力不集中、记忆力减退，智商多较同龄儿低，从而影响学习能力。

铁在人体内的作用

铁是造血的主要原料，对治疗及预防缺铁性贫血有明显的作用；能使儿童面色红润，保持健康的肤色；促进儿童的生长发育，提高抵抗疾病的能力；促进锌、钴、铅的代谢；为脑细胞提供营养素和充足的氧气。

如何预防儿童缺铁性贫血

经调查，我国儿童铁的摄入量一般可以达到或者接近推荐标准，缺铁的主要原因是膳食中铁的吸收率比较低。预防缺铁性贫血应从促进铁吸收上想办法。

①适当增加肉、禽、鱼、动物内脏的摄入量。这些食物中的铁容易吸收，而且这些食物中的某些氨基酸还可同时促进非血红素铁的吸收。此外，应充分利用动物血。动物血中不只含有丰富的铁，还有丰富的优质蛋白质，以及铜、

锌等多种微量元素。

②增加维生素C的摄入量。膳食中的维生素C有促进铁吸收的作用，多吃含维生素C丰富的蔬菜、水果对预防贫血有作用。

③选择铁强化食品。在儿童生长发育很快的阶段，若改进膳食结构仍不能满足身体对铁的需要，则一般可选择一些铁强化食品，如铁强化酱油。在购买强化食品时，应注意看标签上的铁含量，儿童每日铁的摄入量标准在12～15 mg，不宜过多或过少。儿童每日铁的推荐摄入量和可耐受最高摄入量见表2-9。

④驱虫及去除其他失血因素。

表2-9　儿童每日铁推荐摄入量和可耐受最高摄入量

年龄/岁	推荐摄入量/mg		可耐受最高摄入量/mg
	男童	女童	
6～	10		30
7～	13		35
11～12	15	18	40

常见食物中的铁含量见表2-10。

表2-10　常见食物中铁含量

推荐食物	每100 g食物（可食部位）铁含量/mg
牛肉（瘦）	2.8
猪肝	23.2
蛋黄	6.5
牡蛎	7.1
木耳（干）	97.4
紫菜（干）	54.9
菠菜	2.9
鸭肝	23.1
鸭血（白鸭）	30.5

应注意的是，服用铁补充剂后最好不要马上喝奶，因为奶可能抑制铁质的吸收。铁补充剂不宜在饭前服用，因为铁补充剂对胃黏膜有刺激，饭前服用不利于人体吸收。

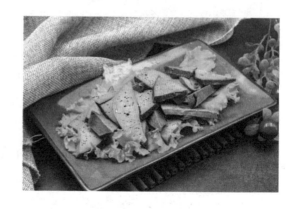

食物中的维生素C有促进非血红素铁吸收的作用，肉类中的半胱氨酸、水果中的果糖和有机酸、母乳中的乳糖等也对非血红素铁的吸收有促进作用，这些食物可以搭配进食，促进铁吸收。

第九节
锌——促进智力发育、增进食欲

锌是人体必需的微量元素之一，随着儿童不断生长发育，身体中锌含量逐渐增加。身体中锌的分布遍及全身，其中60%存在于肌肉中，30%存在于骨骼中，身体锌含量较高的部位是眼、头发、骨和睾丸。

锌对儿童的生长发育极为重要。锌能增进儿童的食欲，促进儿童智力的发育，提高儿童的反应能力和免疫力，促进伤口的愈合，维护儿童正常视力和肌肤完整性。膳食中长期、严重锌摄入不足可引起锌缺乏症。缺锌时生长激素合成及分泌减少、发育迟缓、身材矮小、性成熟延迟及第二性征发育不良；缺锌还会使味觉功能减退、食欲减退，导致儿童不爱吃饭，严重者出现异食癖，常表现为味觉紊乱，爱吃泥土、煤渣、纸等。锌对生长发育、免疫功能、物质代谢和生殖功能等均具有重要作用。儿童每日锌的推荐摄入量和可耐受最高摄入量见表2-11，常见食物中锌的含量见表2-12。

表2-11　儿童每日锌推荐摄入量和可耐受最高摄入量

年龄/岁	适宜摄入量/mg		可耐受最高摄入量/mg	
	男童	女童	男童	女童
6～	5.5		12.0	
7～	7.0		19.0	
11～12	10.0	9.0	28.0	

表2-12　常见食物中锌含量

推荐食物	每100 g食物（可食部位）锌含量/mg
牡蛎	9.39
鲜扇贝	11.69
牛肝	5.01
牛肉	4.70
花生	1.79
小麦胚粉	23.40
生蚝	71.20
山核桃（干）	6.42

　　给儿童补锌时，注意不能盲目使用含锌的补品或药品，最好在平时注意增加含锌食物的摄入。

　　食物中锌的含量和吸收利用率差别很大。贝壳类海产品、红色肉类、动物内脏均为锌的良好来源；植物性食物如豆类、谷类、蔬菜及水果中锌含量较低，加工会导致锌流失，如小麦加工成精面粉会流失80%的锌、将新鲜大豆制成罐头其锌含量会减少约60%。

第十节
碘——促进发育，调节代谢

碘在体内主要参与甲状腺激素的合成，其生理功能主要通过甲状腺激素的生理作用体现出来。甲状腺激素是人体的重要激素，能够维持机体能量代谢和产热，促进体格发育和脑发育。甲状腺激素能调控生长发育期儿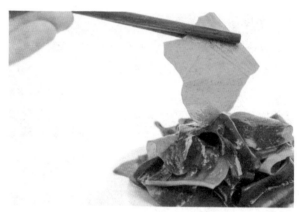童的骨发育、性发育、肌肉发育等。甲状腺激素的缺乏会导致儿童体格发育落后、性发育落后、身体矮小、肌肉无力等发育落后的症状和体征。在胎儿或婴幼儿脑发育的一定时期内缺乏甲状腺激素，会导致不同程度的脑发育落后，进而造成不同程度的智力障碍，这种障碍基本上是不可逆的。

儿童作为碘元素的"特需人群"，对碘缺乏较为敏感。对于儿童来说，甲状腺激素是生长过程中的主要调控因素之一，并且与生长激素协同作用，值得所有家长时刻关注。帮助儿童更好地摄入碘，是促进他们健康成长的重要基础。儿童每日碘的推荐摄入量和可耐受最高摄入量见表2-13。

表2-13　儿童每日碘推荐摄入量和可耐受最高摄入量

年龄/岁	推荐摄入量/μg	可耐受最高摄入量/μg
6~	90	200
7~	90	300
11~12	110	400

我们日常摄入碘的途径有很多，像海带、紫菜、海鱼、饮用水等，食用碘盐是较为经济有效的途径。另外，可以用不同的烹饪方式，每周给儿童安排吃1～2次海产品。

碘不是多多益善的，摄入过量的碘会扰乱甲状腺的正常功能，引起一系列甲状腺疾病。此外，碘过剩对人的智力也会产生不良影响，过量补碘可使脑重量减轻、记忆力下降。如果处在高碘地区，要注意儿童的碘摄入量不要过大，要"碘"到为止。

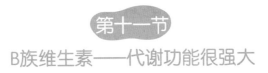

B族维生素——代谢功能很强大

B族维生素彼此会产生协同作用，能调节新陈代谢，维持儿童皮肤及肌肉的健康，增强免疫系统及神经系统功能，还可以缓和情绪。如果B族维生素不足，儿童就会感到虚弱无力。儿童每日B族维生素的推荐摄入量和可耐受最高摄入量见表2-14。

表2-14　学龄儿童每日B族维生素推荐摄入量和可耐受最高摄入量

年龄/岁	维生素B_1 推荐摄入量/mg		维生素B_2 推荐摄入量/mg		维生素B_6	
	男童	女童	男童	女童	推荐摄入量/mg	可耐受最高摄入量/mg
6～	0.8		0.7		0.7	25
7～	1.0		1.0		1.0	35
11～12	1.3	1.1	1.3	1.1	1.3	45

1.维生素B$_1$

含维生素B$_1$丰富的食物是谷类、豆类、干果类、瘦猪肉、动物内脏等。我国居民膳食中维生素B$_1$的主要来源是粮食，基本不缺。但是如果谷物碾磨太精细，或者烹调加工不当，维生素B$_1$损失过多，常食用这样的食物也可引起维生素B$_1$缺乏症。严重缺乏维生素B$_1$可引起维生素B$_1$缺乏症（脚气病），该病主要损害神经、血管系统，初期症状可有疲倦、乏力、头痛、烦躁、食欲下降、恶心、下肢麻木和沉重感等。常见食物中维生素B$_1$的含量见表2-15。

表2-15　常见食物中维生素B$_1$含量

推荐食物	每100 g食物（可食部位）维生素B$_1$含量/mg
花生仁（生）	0.72
豌豆（干）	0.49
黄豆	0.41
小米	0.33
绿豆	0.25
鸭肝	0.26

2.维生素B$_2$

食物中，无论是动物性食物还是植物性食物都普遍含有维生素B$_2$。动物性食物的维生素B$_2$含量较高，如动物肝脏、肾脏、心脏等；其次是奶类和蛋类；绿叶蔬菜和豆类中维生素B$_2$的含量也比较多。

儿童缺乏维生素B$_2$出现口角炎、唇炎，表现为口角湿白、唇水肿干裂甚至出血，这种儿童常常不敢笑，一笑就口角裂开、疼痛；舌乳头增大、舌裂、有疼痛感觉；脂溢性皮炎，好发于鼻唇沟、脸颊、眉间；眼睑发炎，眼睛易疲乏、流泪。常见食物中维生素B$_2$含量见表2-16。

表2-16　常见食物中维生素B₂含量

推荐食物	每100 g食物（可食部位）维生素B₂含量/mg
羊肝	1.75
口蘑	0.08
猪肝	2.02
紫菜（干）	1.02
鳝鱼	0.98
鸡心	0.26

3.维生素B₆

维生素B₆广泛存在于各种食物中，含量最高的食物为白色肉类（如鸡肉和鱼肉），其次为肝脏、豆类、坚果类和蛋黄等。水果和蔬菜中的维生素B₆含量也较多，如香蕉、卷心菜、菠菜等。但柠檬类水果、奶类等食品中维生素B₆含量较少。维生素B₆缺乏对幼儿的影响更明显，常表现为烦躁、肌肉抽搐和癫痫样惊厥、呕吐、腹痛、体重下降及脑电图异常等临床症状。

由于B族维生素是水溶性维生素，所以必须每日借助饮食来补充，多余的B族维生素会随尿液排出体外。维生素怕高温，容易在烹调时被破坏，但在酸性溶液中稳定性较好，所以烹调时可以稍微加点儿醋。

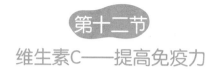

第十二节

维生素C——提高免疫力

维生素C又称为抗坏血酸，是维生素中需要量最多的一种，具有多种生理功能，应用广泛。维生素C可以促进胶原蛋白合成，保护骨骼及皮肤健康，帮助伤口愈合，能提高儿童的免疫力。维生素C普遍存在于新鲜蔬果里，因此饮食里缺乏新鲜蔬果的人就可能会出现牙龈出血、淤血等维生素C缺乏的症状，骨骼也不会强韧。

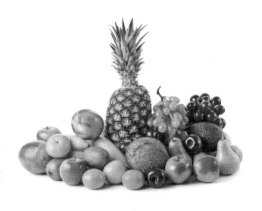

维生素C以新鲜蔬菜水果中含量最丰富；动物性食物只有肝脏中有维生素C，其他动物性食物中基本没有。植物性食物中的维生素C含量受下列多种因素的影响：

①植物的部位。植物的叶中维生素C含量较茎多，新鲜的叶较枯萎的叶含量多，一般茎和叶的维生素C含量较根多。

②贮存条件。在冰箱中储存蔬菜水果，由于低温、高湿、空气流动少，维生素C的损失也会减少。

③加工和烹调方法。一般加热方式会造成食物中维生素C损失，加热时间愈长损失也愈多，如真空加热则损失少。维生素C为水溶性维生素，加工过程中用水浸泡则损失多。炒菜时加醋烹调可减少维生素C的损失。

儿童每日维生素C的推荐摄入量和可耐受最高摄入量见表2-17，常见食物中维生素C含量见表2-18。

表2-17　学龄儿童每日维生素C推荐摄入量和可耐受最高摄入量

年龄/岁	推荐摄入量/mg	可耐受最高摄入量/mg
6~	50	600
7~	65	1 000
11~12	90	1 400

表2-18　常见食物中维生素C含量

推荐食物	每100 g食物（可食部位）维生素C含量/mg
枣（鲜）	243
柿子椒	130

续表

推荐食物	每100 g食物（可食部位）维生素C含量/mg
芥蓝	37
山楂	53
苦瓜	56
油菜	65
猕猴桃	62
苜蓿	102
橙	33

为了保留食材中的维生素C，要避免过度清洗、浸泡或长时间烹调，菜要先洗后切，最好以生菜沙拉或大火快炒的方式食用。另外，放置时间长的水果的维生素C含量也会降低，所以要多食用新鲜的水果，最好现买现吃。

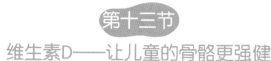

第十三节
维生素D——让儿童的骨骼更强健

维生素D可以协助调节体内钙磷代谢，帮助钙、磷等吸收，促进儿童骨骼生长发育。若是儿童体内缺少维生素D，即使摄入了大量的钙，吸收利用的效果也不会好，还容易患龋齿、骨软化症、小儿佝偻病。

人体能从两条途径获得维生素D，即经食物摄入与在体内自身合成：维生素D是一种脂溶性维生素，存在于部分天然食物里；人体受到阳光的充足照射后，能在体内转化、合成维生素D。因此天气好时应让儿童进行户外活动。

维生素D缺乏的主要原因为膳食中缺乏维生素D和日光照射不足，特别是日光照射不足。日光照射与地理条件、季节和大气环境有密切关系。在日光照射不足的地区要注意儿童饮食中维生素D的补充。维生素D主要存在于海水鱼（如沙丁鱼）、动物肝脏、蛋黄等动物性食物及鱼肝油制剂中，母乳和牛奶是维生素D较次要的来源，蔬菜、谷类及其制品和水果中只含有少量的维生素D，或其中的维生素D缺乏活性。我国不少地区通过推荐儿童饮用维生素A、D强化牛奶，使维生素D缺乏症得到了有效的控制。

儿童每日维生素D的推荐摄入量和可耐受最高摄入量见表2-19。

表2-19　儿童每日维生素D推荐摄入量和可耐受最高摄入量

年龄/岁	推荐摄入量/μg	可耐受最高摄入量/μg
6～	10	30
7～	10	45
11～12	10	50

需要注意的是，过量摄入维生素D可引起维生素D中毒，其症状包括食欲缺乏、体重减轻、恶心、呕吐、腹泻、头痛、多尿、烦渴、发热、血清钙磷增高，甚至发展成动脉、心肌、肺、肾等软组织转移性钙化和肾结石，严重的维生素D中毒还可导致死亡。预防维生素D中毒最有效的方法是避免滥用其补充剂。

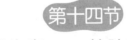

第十四节
维生素A——护肤又护眼

维生素A对儿童的生长发育具有重大作用，有助于维持正常视觉，有利于免疫系统、生殖系统、皮肤黏膜的健康，还能参与骨骼胶原纤维及硫酸软骨素的合成，是促进骨骼钙化的重要营养素。

维生素A缺乏最早的症状是暗适应能力下降，进一步可发展成夜盲症，严重者可导致干眼症，甚至失明。维生素A缺乏会引起机体上皮组织干燥、增生及角化，导致皮肤干燥、毛囊角化过度、易感染，特别容易引起儿童、老人呼吸道炎症。维生素A缺乏还能导致血红蛋白合成代谢障碍、免疫功能低下，造成儿童生长发育迟缓。

但是，维生素A也不能摄入过多，否则可引起中毒。一般经膳食途径摄入维生素A很少发生维生素A过量和中毒问题，除非一次性食用大量动物肝脏，如狗肝、鲨鱼肝、北极熊肝等。维生素A中毒的主要症状为厌食、过度兴奋、骨疼痛、头发稀疏、肌肉僵硬和皮肤瘙痒等。

维生素A以动物的肝脏中含量最多，奶油、蛋黄中也含有一些。胡萝卜素存在于植物性食物中，以红、黄、绿色的蔬菜水果中含量丰富，其中的β胡萝卜素可以在小肠黏膜细胞的酶的作用下转化为维生素A。儿童每日维生素A的推荐摄入量和可耐受最高摄入量见表2-20，常见食物中维生素A含量见表2-21。

表2-20 儿童每日维生素A推荐摄入量和可耐受最高摄入量

年龄/岁	推荐摄入量/μg		可耐受最高摄入量/μg
	男童	女童	
6～	360		900
7～	500		1 500
11～12	670	630	2 100

表2-21 常见食物中维生素A含量

推荐食物	每100 g食物（可食部位）维生素A含量/μg
鸡肝	10 414
猪肝	6 502
羊肝	20 972
芒果	75
韭菜	133
奶油	297
胡萝卜	342

维生素A为脂溶性维生素，不溶于水，因此要搭配脂肪含量多的食物或油脂一起食用，如核桃、花生、杏仁等坚果，橄榄油、亚麻油、芝麻油等，这样更有

利于身体吸收。维生素A中毒多见于儿童，多因过量服用纯维生素A制剂导致。

植物化学物——增强儿童身体抵抗力的营养新星

植物化学物是什么

食物中除了含有多种营养素之外，还含有许多对人体有益的物质，这类物质不是维持机体生长发育所必需的营养物质，但在维护人体健康、调节生理机能和预防疾病等方面发挥着重要的作用。这类物质被称为食物中的生物活性成分，其中来自于植物性食物的生物活性成分，被称为植物化学物，简称植化物。

植化物原本是植物用来防御外来环境的伤害，驱赶虫、鸟攻击，或抵抗细菌、病毒的成分，同时让各种植物拥有特殊的颜色与气味。近年发现，蔬果中的植化物对加强人体的免疫力、预防疾病、对抗老化及肿瘤有很好的功效，而且蔬果颜色越艳丽其含量越丰富。

植化物不像矿物质、维生素那样，人体一旦缺乏就会产生特定的疾病，或影响身体机能的正常运行，它并不属于营养素范畴，目前也没有定出相应的推荐摄入量。但是，科学家发现它具有强大的抗氧化、清除自由基的功能，可以增强免疫力、使人不易生病，也可辅助其他营养素发挥功效。

这些存在于自然界已久的植化物，直到21世纪才终于成为令人瞩目的营养新星。如今，科学家已发现一万种以上的植化物，一种植物里可能就含有上百种不同的植化物。颜色相似的蔬果所具有的植化物的功能大致相似。因此，每天若能让儿童均衡摄取不同颜色的蔬果，就能获得不同功效的植化物。

植化物具有多种生物活性作用，主要包括：①抑制肿瘤作用；②抗氧化作用；③免疫调节作用；④抑制微生物作用；⑤降胆固醇作用；⑥其他促进健康的作用，包括调节血压、血糖、凝血功能以及抑制炎症等。

庞大的植化物家族

1.类黄酮家族

类黄酮又称为"生物类黄酮素"，可以防止细胞氧化损伤、抗癌，还能使维生素C更好地发挥效用。类黄酮家族的植化物见表2-22。

表2-22　类黄酮家族的植化物

类别	对儿童的好处	这些食物中含量多
花青素	1.是一种强力抗氧化剂，能减少体内维生素C、维生素E的消耗 2.改善循环系统功能，促进皮肤健康 3.抑制炎症与过敏，有慢性炎症的儿童应多摄取 4.对抗辐射，缓解眼睛疲劳	紫色与红色蔬果，如茄子、樱桃、葡萄、草莓、蓝莓、蔓越莓等
儿茶素	1.抗氧化，提升免疫力 2.抑制病菌，修复细胞 3.预防流行性感冒	绿茶，红苹果、柿子、蔓越莓等蔬果，黑巧克力
槲皮素	1.清除自由基，减轻炎症 2.抑制组胺的产生与分泌，可治疗过敏	各色蔬果，如苹果、洋葱、莴苣、土豆、圣女果、豌豆、花椰菜等
芸香苷	1.抗氧化高手之一，减少体内维生素C的消耗 2.减轻炎症，促进伤口愈合 3.增强血管弹性，避免稍一碰撞就形成淤血	绿色、红色及橙黄色的蔬果，如苹果（皮）、青椒、芦笋、柑橘、葡萄柚等
芹菜配基	1.抑制炎症 2.镇静 3.有助于抑制血小板凝聚，使血管保持畅通，保持循环系统的健康	芹菜、莴苣、大白菜、小白菜、柠檬等
柠檬黄素	1.减缓数种病毒复制，缓解感冒症状 2.抗氧化，清除过氧亚硝基阴离子，避免细胞受伤害	柑橘、柠檬、橙子等水果
山柰酚	1.修补受损细胞，保持DNA及细胞膜的完整 2.抗菌、抗氧化、抗溃疡 3.止咳	洋葱、花椰菜、红薯叶、苹果、葡萄、柑橘等各色蔬果，红茶、绿茶，银杏
木犀草素	1.减轻过敏反应 2.有效对抗炎症及细菌	红色及绿色蔬菜，如菠菜、芹菜、圆白菜、莴苣、红甜椒等

2.类胡萝卜素家族

植物中所含的类胡萝卜素有600多种，但我们日常饮食中摄入的只有50种左右。所有类胡萝卜素都是脂溶性的，大多呈现黄色、红色及橙色。各种类胡萝卜素相互合作，与维生素C等抗氧化物结合后更能发挥出强大的功效。某些类胡萝卜素会在人体内转化成维生素A，保护皮肤及眼睛健康。类胡萝卜素家族的植化物见表2-23。

表2-23　类胡萝卜素家族的植化物

类别	对儿童的好处	这些食物含量多
胡萝卜素	1.维生素A的来源之一 2.维护表皮及黏膜的健康 3.保护视网膜，预防夜盲症、干眼病或改善其症状眼症 4.加速DNA的修复速度	红色、橘黄色、深绿色的蔬果，如胡萝卜、红椒、芒果、红薯、木瓜、菠菜、茼蒿、青花菜等
隐黄素	1.能在人体内转化成维生素A 2.抑制骨质流失并刺激骨细胞合成骨质	橘黄色蔬果，如玉米、黄甜椒、芒果、木瓜、橘子、橙子等
玉米黄素	1.有很好的亲水性，可进入眼部的视网膜黄斑，维持视力健康 2.预防假性近视，减缓眼部疲劳	绿色、橙色蔬果，如柿子、南瓜、玉米、菠菜等
叶黄素	保护视网膜	绿色蔬果，如芥蓝、菠菜、芦笋、莴苣、猕猴桃等

3.有机硫化物家族

因含有硫，有些有机硫化物家族的植化物会有较强烈的特殊味道，能驱赶昆虫，也有良好的杀菌功效，如大蒜素。这类植化物与维生素B一起摄取还能促进血液循环及新陈代谢。有机硫化物家族的植化物见表2-24。

表2-24　有机硫化物家族的植化物

类别	对儿童的好处	这些食物含量多
谷胱甘肽	1.强化肝脏中的谷胱甘肽硫转移酶功能，协助肝脏解毒 2.抗氧化，保护正常细胞	各色蔬果，如花椰菜、芦笋、菠菜、草莓、橙子等
大蒜素	1.抑制幽门螺杆菌生长，消炎、抗菌 2.增进肠胃蠕动、帮助消化，改善慢性胃病的症状，预防溃疡	大蒜、青葱、洋葱等
萝卜硫素	消灭幽门螺杆菌，预防消化性溃疡	十字花科绿色蔬菜，如花椰菜、圆白菜、小白菜、大白菜、芥蓝等

4.其他

除了上述种类外，皂苷、姜黄素等都是对身体有益的植化物，可为儿童的健康加分。其他植化物见表2-25。

表2-25　其他植化物

类别	对儿童的好处	这些食物含量多
皂苷	激活免疫，抗炎	豆荚，如黄豆、豌豆、四季豆、荷兰豆、扁豆等
姜黄素	1.捕捉并抑制自由基，有效抗氧化 2.活化大脑，提高记忆力 3.保护胃黏膜，强化肠胃健康	咖喱、黄芥末、姜等

第三章

小食材，大作用

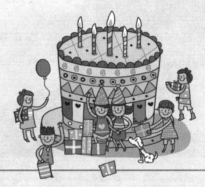

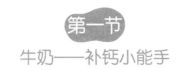

第一节
牛奶——补钙小能手

牛奶的营养

现代生活离不开牛奶和奶制品。牛奶有全脂奶、脱脂奶和无脂奶，还有加入草莓、樱桃、菠萝、苹果等口味的果味奶；奶粉是将牛奶喷雾、干燥后做成的；牛奶可做成干酪和炼乳，还是冰淇淋和蛋糕的重要原料。牛奶的营养成分见表3-1。

表3-1 牛奶的营养成分（每100g）

营养成分	含量	营养成分	含量
能量/kcal	54.00	钾/mg	109.00
蛋白质/g	3.00	钠/mg	37.20
脂肪/g	3.20	钙/mg	104.00
碳水化合物/g	3.40	镁/mg	11.00
维生素A/μg	12.00	铁/mg	0.30
维生素B$_1$/mg	0.03	锌/mg	0.28
维生素B$_2$/mg	0.14	铜/mg	0.02
维生素E/mg	0.21	磷/mg	73.00
硒/μg	1.94		

牛奶的功效

牛奶性微寒、味甘，能补虚损、益肺胃、生津润肠、解热毒、润皮肤，防治虚弱劳损、反胃、消渴等。牛奶可调节胃酸，促进胃肠蠕动和消化腺分泌。喝热牛奶时，牛奶中变性的蛋白质和软磷脂类物质会吸附在胃壁上，刺激胃黏膜下壁细胞分泌，修复受损胃黏膜，对胃起到保护作用。牛奶能促进肠道中某些乳酸菌的繁殖，并抑制腐败菌的生长。此外，喝牛奶可预防骨质疏松。牛奶中的矿物质种类非常丰富，而且钙磷比例适当，有利于钙的吸收，是人体钙的良好来源，喝牛奶对儿童补钙很有帮助。

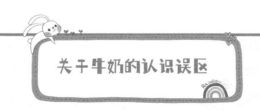

关于牛奶的认识误区

1.牛奶必须煮沸

牛奶消毒的温度要求并不高，70℃时保持3分钟，60℃时保持6分钟即可。如果煮沸，温度达到100℃，牛奶中的乳糖就会焦化成焦糖，而焦糖可诱发癌症。并且煮沸后牛奶中的钙会出现沉淀现象，降低牛奶的营养价值。

2.在牛奶中添加橘汁或柠檬汁

有些人在牛奶中添加橘汁或柠檬汁以增加风味，这并不科学。因为橘子和柠檬均属于高果酸果品，而果酸遇到牛奶中的蛋白质，会使蛋白质变性，影响口感，降低营养价值。

3.夏季饮冷牛奶

炎热的夏天，不少人贪图方便和凉快，喜欢喝冷牛奶，这其实是不科学的。牛奶中营养成分丰富，所含的蛋白质以酪蛋白为主，其次是乳白蛋白和乳球蛋白。由于夏季气温高，牛奶是细菌的良好培养基，加热的牛奶降温后数小时就会被细菌污染，饮用后易引起肠道疾病。而热牛奶中不仅细菌被杀灭了，蛋白质也发生了变性，更有利于人体的消化吸收。因此，夏季不宜饮冷牛奶，而应饮热牛奶。

4.空腹喝牛奶

牛奶中含有大量的蛋白质，空腹饮用时这些蛋白质将"被迫"转化为能量消耗掉，起不到营养滋补作用。牛奶最好的饮用方式是与含碳水化合物的食品同食，或餐后两小时再喝，或睡前半小时喝，这样既有滋补保健、促进消化的作用，又有排气通便的作用。

5."迷信"早餐奶

早餐奶和普通牛奶有什么区别呢？目前还没有专门的早餐奶国家标准。各品牌早餐奶的原料不尽相同，总体而言，主要区别就在于白糖、多种谷物原料、果蔬粉、香精及食品乳化剂等的含量。所以，早餐奶只是比普通牛奶加白糖的味道更好一点。因为其他配料的稀释作用，早餐奶的营养不如普通牛奶，其蛋白质含量降低（每100 g早餐奶含2.3 g蛋白质，而普通牛奶是2.9 g），脂肪含量也有所降低。

虽然早餐奶的营养不如牛奶，但却是"应急早餐"的好选择。很多人没法正经吃早饭时就用饼干、蛋黄派、萨其玛等充饥，可这些食物除了含大量的糖分之外，多数脂肪含量还超标，尤其是含有大量的反式脂肪酸，对身体健康几乎没有好处。早餐奶的营养比它们高出许多。牛奶中所含的糖大部分是乳糖，由于部分人的消化液中缺乏乳糖酶，影响了对乳糖的消化、吸收和利用，造成这些人喝牛奶后胃部不适甚至腹泻，称为"乳糖不耐受"。这时候，一袋早餐奶就能解决这个麻烦。因为早餐奶中含有一定量的碳水化合物，能防止乳糖不耐受的发生。所以来不及吃早饭的时候，喝一包早餐奶比只吃饼干强得多。

不过，总是用早餐奶代替早餐是不行的。如果不搭配其他主食，早餐奶中的碳水化合物还是太少，不足以维持较为理想的血糖水平，无法保障儿童大脑的工作效率。所以即使选择喝早餐奶，也还是要搭配一些主食，如面包、花卷、豆包等才好。

奶制品小分队

除了牛奶，还有一些奶制品也是补钙佳品。

1.奶酪

奶酪（其中的一类也叫干酪）是一种发酵的牛奶制品，性质与常见的酸牛奶有相似之处，都是通过发酵过程来制作的，也都含有具有保健功能的乳酸菌。奶酪的浓缩程度比酸奶更高，近似固体食物，营养价值也因此更高。1 kg奶酪制品一般由10 kg的牛奶浓缩而成，含有丰富的蛋白质、脂肪、钙、磷和维生素等营养成分。奶酪也是食物补钙的良好选择，因为其含钙多且这些钙很容易吸收。就钙的含量而言，40 g奶酪等同于250 ml牛奶或200 ml酸奶。儿童每次摄入20 g左右奶酪较为合适。

2.酸奶

酸奶是以新鲜的牛奶为原料，经过巴氏杀菌后再向牛奶中添加乳酸菌（发酵剂），经发酵后，再冷却灌装的一种牛奶制品。目前市场上酸奶制品多以凝固型、搅拌型和添加各种果汁果酱等辅料的果味型为多。酸奶不但保留了牛奶的所有优点，而且经加工后扬长避短，更加适合人类饮用。酸奶中的乳酸菌可将牛奶中的乳糖发酵转化成乳酸，乳糖不耐受者饮用酸奶不会出现腹泻症状。这正好解决了部分儿童乳糖不耐受的问题。不过值得注意的是，很多"酸奶饮料"并不是酸奶，而是由牛奶、水和酸味剂配制而成，这样的产品其实含有乳糖，也可以引起乳糖不耐受的症状。"酸奶饮料"为了口感更迎合儿童口味会额外添加糖，长期喝这类饮料还会导致儿童糖分摄入过多，引起肥胖。

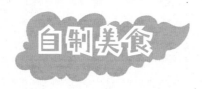

自制美食

1.自制厚奶的方法

把牛奶烧开，加入3%～7%的淀粉或糕干粉、藕粉等，使牛奶变稠，稍加糖即可。本品适合习惯性呕吐、反胃和需要补充能量的儿童食用。

2.自制香草奶昔的方法

先将适量水果或一大杯果汁（可依儿童喜好选择）放入果汁机，加入一大杯牛奶，打均匀后，放入3大匙香草冰淇淋，再打两三分钟即可。

3.自制蛋奶的方法

先将鸡蛋煮老，去掉蛋壳、蛋白，用勺子将蛋黄研碎，加入牛奶充分混合即可。蛋黄除含有蛋白质、脂肪、维生素A外，还含有铁、磷等矿物质。

4.自制奶茶的方法

先用开水浸泡茶叶，然后趁势把茶倒进加热的牛奶中。至于加糖或加盐，则可根据个人的口味而定。牛奶中加入茶以后，两者特有的香味融于一体，营养成分相互补充，抑制了牛奶的腥味和茶叶的苦涩味，饮用起来味道更加浓郁、绵长。

第二节
黄豆——强身健体黄金豆

黄豆的营养

黄豆又称大豆、黄大豆，为豆科植物大豆的黄色种子。黄豆制品种类繁多，如黄豆芽、豆浆、豆腐、豆干等。黄豆含有维生素E、钙，有抗衰老、补钙的作用，还是很好的减肥食物。黄豆在豆类食品中是营养价值很高的品种，民间有俗语"金豆银豆不如黄豆"。

黄豆含蛋白质40%左右，有"植物肉"及"绿色乳牛"之誉。黄豆蛋白质中所含必需氨基酸种类相对较全，尤其富含赖氨酸，正好补充谷类食物赖氨酸不足的缺陷；而黄豆中缺乏的蛋氨酸，又可从谷类食物中得到补充。因此，我国人民一向以谷豆混食是有一定科学道理的，这样的饮食习惯可使食物中的蛋白质互补。

黄豆的脂肪含量为18%~20%，黄豆脂肪不饱和脂肪酸约占85%，且富含亚麻酸及亚油酸，这类不饱和脂肪酸具有降低人体内胆固醇水平的作用。黄豆中含卵磷脂也较多，这对儿童神经系统的发育有重要意义。黄豆的营养成分见表3-2。

表3-2　黄豆的营养成分（每100g可食部位）

营养成分	含量	营养成分	含量
能量/kcal	390.00	维生素E/mg	18.90
蛋白质/g	35.10	钾/mg	1 503.00
脂肪/g	16.00	钠/mg	2.20
碳水化合物/g	34.20	钙/mg	191.00
膳食纤维/g	15.50	镁/mg	199.00
胡萝卜素/μg	220.00	铁/mg	8.20

续表

营养成分	含量	营养成分	含量
维生素A/μg	18.00	锌/mg	3.34
维生素B$_1$/mg	0.41	铜/mg	1.35
维生素B$_2$/mg	0.20	磷/mg	465.00
烟酸/mg	2.10	硒/μg	6.16

黄豆的功效

黄豆味甘、性平，入脾经、大肠经，功效宽中、益气、健脾、润燥消水、清热散血等。黄豆含有丰富的蛋白质、多种人体必需的氨基酸，可以提高儿童免疫力；黄豆中含有的可溶性膳食纤维，既可通便，又能降低人体内胆固醇水平；黄豆富含钙质，对儿童生长有促进作用。此外，黄豆还有预防动脉粥样硬化、促进血液循环的功效。

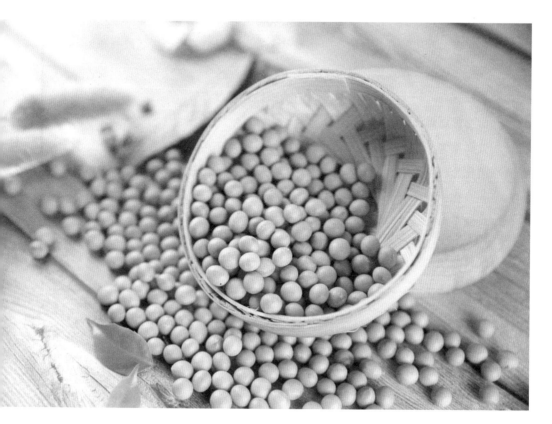

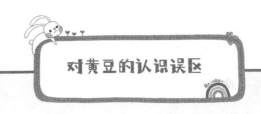

对黄豆的认识误区

1.吃黄豆制品越多越好

黄豆中的植酸能阻碍人体对铁的吸收，过量摄入黄豆可抑制正常铁吸收量的90%，从而引起缺铁性贫血，表现为不同程度的疲倦、嗜睡等贫血状态。黄豆中含有不溶性纤维，黄豆吃多了之后，其中含有的棉子糖、水苏糖等低聚糖，会引发诸如腹胀、频繁放屁、消化不良等问题。所以，尽管豆制品富含营养，但也不能多吃，还是以适量为宜。

2.黄豆蛋白质丰富，黄豆制品可代替肉食

近年来，黄豆制品因含有丰富的蛋白质而受到人们的青睐，有人甚至用黄豆替代肉食。其实，黄豆中的蛋白质虽然含量丰富，但其所含氨基酸的种类不全，虽然是优质蛋白，但仅是与其他植物蛋白相较而言。与之相比，动物蛋白的氨基酸种类更齐全，因此，黄豆制品不可代替肉食。

3.吃黄豆要注意

黄豆不宜生吃，因其含植物红细胞凝血素，只有煮熟才会完全被破坏。黄豆在消化过程中易产生气体，造成腹胀，所以有肝病、肾病、痛风、消化不良和慢性消化道疾病者应少吃。食用黄豆时，应选择颗粒饱满、大小颜色一致、无杂色霉烂者。

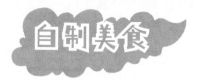

自制美食

自制黄豆酥糖的方法

原料：黄豆1 kg，熟面（蒸熟或炒熟）0.5 kg，绵白糖1 kg，饴糖
0.5 kg。

做法：①将黄豆洗净、晒干后炒熟，研成豆粉，与熟面、糖混合后
捣烂过筛；②将饴糖以文火熬至用小木棒蘸少许糖浆能拉起丝。将盛糖
浆的容器放在热水里保温；③取200 g制备好的豆粉平铺在案板上，取
250 g热糖浆倒在豆粉上，表面撒上熟面，用擀杖压薄成正方形，再撒一
层豆粉，即成酥坯；④将酥坯对折，再用擀杖压薄，撒上豆粉，如此重
复折叠3次后，用手捏成长方形，用长木条压实，切成1 cm宽的小块，
用食用纸包装即可。

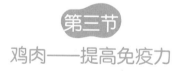

第三节

鸡肉——提高免疫力

鸡肉的营养

鸡肉营养丰富，蛋白质的含量比猪、羊、鸭、鹅肉高出1/3～1/2，且利用率
很高，易吸收。鸡肉中脂肪的含量却比多数畜禽类都低，且饱和脂肪酸和不饱
和脂肪酸比例恰当。此外，鸡肉还含有人体必需的维生素和矿物质。鸡肉的营
养成分见表3-3。

表3-3　鸡肉的营养成分（每100 g可食部位）

营养成分	含量	营养成分	含量
能量/kcal	145.00	钾/mg	249.00
蛋白质/g	20.30	钠/mg	62.80
脂肪/g	6.70	钙/mg	13.00
碳水化合物/g	0.90	镁/mg	22.00
维生素A/μg	92.00	铁/mg	1.80
维生素B$_1$/mg	0.06	锌/mg	1.46
维生素B$_2$/mg	0.07	铜/mg	0.09
烟酸/mg	7.54	磷/mg	166.00
维生素E/mg	1.34	硒/μg	11.92

鸡肉的功效

鸡肉性温、味甘，能温中、益气、消渴，防治虚劳、痢疾、腹泻、水肿、病后虚弱、反胃、小便频数、食欲下降等。鸡肉可补气养血，暖胃强身，与黄芪搭配效果更好；鸡汤中游离氨基酸较多，因此味道鲜美。不论中医西医，都认为鸡肉是有保健作用的食物。

鸡肉的特点是高蛋白、低脂肪、低能量。而且，肉鸡的肌肉和脂肪是分离的，方便人们在加工时剔除脂肪。因此，鸡肉是良好的减肥食品。不同部位的鸡肉营养成分有所差异。鸡胸脯肉的脂肪含量很低，而且含有大量维生素，如B族维生素和烟酸，后者能起到一定的降低胆固醇的作用；鸡翅膀含有较多脂肪，想减肥的人应尽量少吃一些。一般来说，老鸡的脂肪比例高于仔鸡。

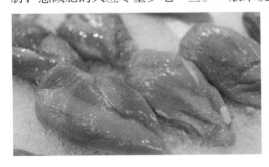

冬季人体对能量与营养的需求较多，经常吃鸡进行滋补，不仅可以抵御寒冷，还可以为来年的健康打下坚实的基础。"逢九一只鸡，来年好身体"说的就是这个道理。

吃鸡肉是可以提高儿童的免疫力的，因为鸡肉中含有能增强人体免疫力、改善心脑功能、促进智力发育的牛磺酸。尤其是乌鸡等品种中，牛磺酸的含量更是比普通鸡肉的要高。鸡肉还含有对人体生长发育有重要作用的磷脂类，是我国膳食结构中磷脂的重要来源。磷脂可以增加脑部营养，增强记忆能力。所以，鸡肉非常适合现在学习压力大的儿童食用，与栗子搭配健脑效果尤佳。

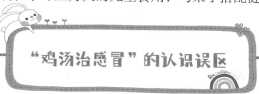

"鸡汤治感冒"的认识误区

人们常说，鸡汤对治疗感冒有很好的作用。在感冒的多发季节，喝鸡汤是不是真能治感冒呢？

其实鸡汤是不具有治疗感冒的作用的，但是它能缓解感冒的症状并改善人体的免疫功能。这是因为鸡汤能够有效地抑制人体内的炎症，并抑制黏液的过量分泌，这有助于减少鼻腔的堵塞和喉咙的疼痛感，咳嗽的次数也会随之减少。在冬季，多喝些鸡汤对健康的人来讲有助于增强自身免疫功能，将感冒病毒拒之门外；而对于那些已被感冒病毒侵袭的患者来讲，则有利于抑制感冒引起的炎症，从而减轻感冒带来的痛苦。所以，在战胜感冒和流感过程中，鸡汤是一支积极的"非正规军"。

解说"十年的鸡头赛砒霜"

经常听人们说"十年的鸡头赛砒霜"，是不是这个鸡头不能吃呢？

首先，从营养学上看，鸡头并不含比其他部位更好的营养成分，而鸡的脑髓里面含有更多的胆固醇。其次，鸡在啄食过程中会吃进不少含有有害重金属的物质，而这些有害重金属物质主要就储存在鸡的脑组织中，鸡的年龄越大，储存的量就越多，毒性也就越强，这就是"十年的鸡头赛砒霜"的来历。现在，很少有十年的鸡头，我们吃的大多是喂养时间很短的鸡，吃鸡头应该问题不大。而且鸡头在养生方面还具有一定药用价值。

加工食用鸡肉时不可忽略的食品安全问题

如果食品没有正确储藏和处理，会滋生细菌导致一系列食品安全问题发生。食品安全风险可以通过一些基本的贮藏、准备和烹饪措施降低。鸡肉是一种易腐食品，不能在室温下放置两小时以上。生鲜肉应该储藏在4℃以下或者保持在−15℃的冷冻温度。冷冻鸡肉在煮之前必须完全解冻。在制备和烹饪过程中使用分割器具，保证肉最厚的部分温度维持在75℃，周边出现明显的油汁。填塞物应该在烹饪之前轻轻塞入，煮后立即去掉。鸡肉最好在烹饪后立即吃掉，保温时不能低于60℃。吃剩的鸡肉储藏在冰箱里1～2天，吃前加热到70℃1～2分钟，熟透了再给儿童食用。

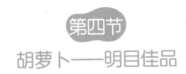

第四节

胡萝卜——明目佳品

胡萝卜的营养

胡萝卜又称红萝卜、黄萝卜、金笋、丁香萝卜，为伞形科植物的根。胡萝卜约在13世纪从中亚传入中国，因其颜色靓丽、脆嫩多汁、芳香甘甜而受到人们的喜爱。每100 g胡萝卜含1.35～17.25 mg的胡萝卜素，远比其他蔬菜多，是土豆的360倍，芹菜的36倍。β胡萝卜素可以在人体内转变为维生素A，被称为维生素A原。胡萝卜生吃、熟吃均可，对人体具有多方面的保健功能，民间常将胡萝卜作为食疗入药。胡萝卜的营养成分见表3-4。

表3-4　胡萝卜的营养成分（每100 g可食部位）

营养成分	含量	营养成分	含量
能量/kcal	39.00	维生素E/mg	0.41
蛋白质/g	1.00	钙/mg	32.00
碳水化合物/g	8.80	镁/mg	14.00
膳食纤维/g	1.10	磷/mg	27.00
胡萝卜素/μg	4 130.00	钾/mg	190.00
维生素A/μg	344.00	钠/mg	71.40
维生素C/mg	13.00	铁/mg	1.00
维生素B$_1$/mg	0.04	锌/mg	0.23
维生素B$_2$/mg	0.03	硒/μg	0.63

胡萝卜的功效

胡萝卜味甘辛、性平，入脾经、肺经，具有健脾消食、补肝明目、清热解毒、壮阳补肾、降气止咳、利肠道、降低血脂的作用，可防治夜盲、肿瘤、角膜干燥、头发干脆易脱落、视物昏花、高血压、高血脂、糖尿病、麻疹、水痘、百日咳等。

胡萝卜含有膳食纤维，其吸水性强，在肠道中体积容易膨胀，是肠道中的"充盈物质s"，可加强肠道的蠕动，从而利膈宽肠，通便防癌。

β胡萝卜素转变成的维生素A是骨骼正常生长发育的必需物质，有利于细胞增殖与生长，是机体生长的要素，对促进儿童的生长发育具有重要意义。维生素A还有助于增强机体的免疫功能，在预防上皮细胞癌变的过程中具有重要作用。胡萝卜中的木质素也能提高机体免疫力，间接消灭癌细胞。经常吃胡萝卜及其他富含维生素A的食物的人，比不常吃此类食物的人，得癌症的概率要低。

胡萝卜含有芥子油和淀粉酶，能促进脂肪的新陈代谢，防止过多的脂肪在皮下堆积而发胖，保持体态健美。

胡萝卜是有效的解毒食物，胡萝卜素通过与体内的汞离子结合，能有效降低血液中汞离子的浓度，加速体内汞离子的排出。

胡萝卜生吃与熟吃营养价值的区别

营养分析：胡萝卜最大的亮点是含有大量的胡萝卜素。胡萝卜素可保护视力和呼吸系统。此外，胡萝卜中还含有较多的钙、磷、铁以及维生素B_1等。

生吃：生吃胡萝卜可润肠，但人体吸收不了胡萝卜素。生吃胡萝卜容易让其中的水溶性维生素和矿物质被人体吸收，所以喝鲜榨的胡萝卜汁，可以起到润肠通便、排毒的作用。但是生吃却不是胡萝卜素的最佳吸收方式。

熟吃：胡萝卜用油炒才能发挥最大功效，使人体能够充分吸收胡萝卜素。胡萝卜素是脂溶性物质，和西红柿里的番茄红素一样，在烹调时适当放油会大大提高胡萝卜素的吸收率。

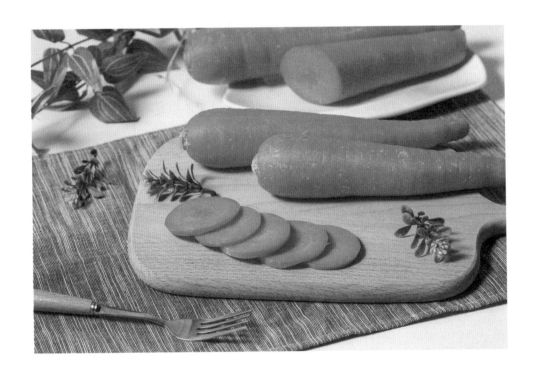

自制美食

自制萝卜粳米粥的方法

原料：新鲜胡萝卜、粳米各适量。

做法：将胡萝卜洗净切碎，与粳米同入锅内，加适量清水，煮至米开粥稠即可。

本品对儿童有健脾胃、明目、降压、利尿的功效。

第五节

山药——调理脾胃

山药的营养

自古以来，山药就被视为价廉物美的补虚佳品，既可作主食，又可作蔬菜，还可以制成小吃。山药有野生和人工栽培两种来源，人工栽培的山药肉色洁白、味甘粉足、个大坚实，可供食用。著名的山药有河南的淮山药、济南的长山药、北京的白货山药、四川的牛尾山药等。山药不热不燥，且含有大量淀粉、蛋白质、B族维生素、维生素C、维生素E、游离氨基酸、胆碱及尿囊素等，是儿童调理脾胃的不错选择。山药的营养成分见表3-5。

表3-5　山药的营养成分（每100 g可食部位）

营养成分	含量	营养成分	含量
能量/kcal	57.00	维生素E/mg	0.24
蛋白质/g	1.90	钙/mg	16.00
碳水化合物/g	12.40	磷/mg	34.00
膳食纤维/g	0.80	钾/mg	213.00
胡萝卜素/μg	20.00	镁/mg	20.00
维生素A/μg	3.00	锌/mg	0.27
维生素C/mg	5.00	钠/mg	18.60
维生素B_1/mg	0.05	铁/mg	0.30
维生素B_2/mg	0.02	硒/μg	0.55

山药的功效

山药味甘性平，能补中益气、健胃、止泻、固精益肺、减肥、健美，可防治慢性腹泻、急慢性肾炎、糖尿病、虚痨咳嗽。山药富含果胶，可预防消化道肿瘤；山药中的多巴胺可扩张血管，改善血液循环；山药含有淀粉酶、多酚氧化酶等物质，有助于脾胃发挥消化吸收功能，是补脾胃的药食两用之品；山药中所含的尿囊素有助于胃黏膜的修复，不论脾阳亏或胃阴虚，皆可食用，临床上常将山药用于防治脾胃虚弱、食少体倦、泄泻等病症；山药含有皂苷、黏蛋白，有润滑、滋润的作用，故可益肺气，养肺阴。所以，山药是病后康复食补的佳品。

需要注意的是，山药不宜煮得过久，否则其中的淀粉酶会被破坏。

去山药皮而手不痒的办法

大家是不是有这样的体会，削山药皮后手会发痒？其原因是山药的黏液里含有植物碱，接触皮

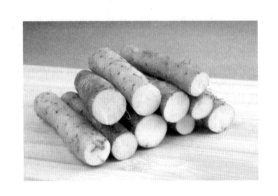

肤会引起刺痒；山药皮里的皂苷也会弄得手部非常痒。这时，可以把手仔细洗干净，然后在手上沾满醋，就连指甲缝都沾上，过一会儿这种痒感就会渐渐消失，因为醋里的酸与碱中和了。还可以洗过手后在火上稍烤一下，反复翻动手掌，让手部受热，这样能分解渗入手部的皂苷。

山药的保存

新鲜山药容易跟空气中的氧产生氧化作用，与铁或其他金属接触也会出现褐化现象，所以最好用竹刀或塑料刀片来切山药。山药的切口处容易氧化，可以先用米酒泡一泡，然后以吹风机吹干，再用餐巾纸包好，外围包几层报纸，把山药放在阴凉墙角处即可。

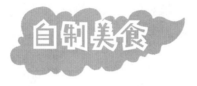

自制美食

自制山药扁豆糕的方法

原料：新鲜山药500 g，白（干）扁豆100 g，糯米粉150 g，马蹄粉100 g，红绿瓜丝少许，白砂糖200 g。

做法：①将山药洗净上笼蒸熟，取出后去皮，研成泥状待用；白扁豆洗净放入碗中加水蒸熟，取出后研成泥待用；②在糯米粉、马蹄粉中加入适量的水调匀，再将之与山药泥、扁豆泥一起和匀，倒入刷过油的盘内，面上放上适量的红绿瓜丝；③用旺火蒸30分钟后取出，待稍冷后切成菱形即成。可冷食也可煎食。本品香味纯清，质地软糯。有健脾胃、补气的功效，尤其适于腹胀少食、食后不消化的人食用。

第六节
香菇——风味又营养

香菇的营养

香菇又名香蕈、冬菇，在南方栽培较多，其味道鲜美，香气浓郁，因此被称为"菇中之王"。日本称香菇为"植物食品的顶峰"。香菇的吃法很多，在菜中配上香菇可提味。

香菇不但具有清香的独特风味，而且含有丰富的对儿童有益的成分，如蛋白质、糖类、钙、磷、铁、维生素 B_1、维生素 B_2、维生素 C、膳食纤维等。干香菇的水浸液中含有多种氨基酸、乙酰胺、胆碱、腺嘌呤等成分。

香菇含有较多的植物蛋白，每100 g香菇含20 g蛋白质。据测定，人体必需的8种氨基酸，香菇中含有7种。香菇还含有大量的谷氨酸、各种糖类等，而这些正是构成香菇的营养价值和固有风味的重要物质。有营养学家称香菇的营养价值是牛肉的4倍。香菇（干）的营养成分见表3-6。

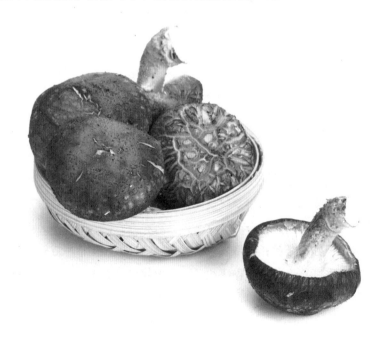

表3-6 香菇（干）的营养成分（每100 g可食部位）

营养成分	含量	营养成分	含量
能量/kcal	274.00	维生素C/mg	5.00
蛋白质/g	20.00	维生素E/mg	0.66
脂肪/g	1.20	钾/mg	464.00
碳水化合物/g	61.70	钠/mg	11.20
膳食纤维/g	31.60	钙/mg	83.00
胡萝卜素/μg	20.00	镁/mg	147.00
维生素A/μg	2.00	铁/mg	10.50
维生素B$_1$/mg	0.19	锌/mg	8.57
维生素B$_2$/mg	1.26	磷/mg	258.00
烟酸/mg	20.50	硒/μg	6.42

香菇的功效

香菇性味甘平，入胃经，能清热、润肠、解毒、补气益胃，主治热病烦渴、便秘、痔血等。现代研究表明，香菇还具有抗艾滋病、抗癌、抗病毒、降血压、降血脂、降血糖、帮助消化、防治佝偻病等食疗作用。所以香菇是一种很好的保健食品。

香菇多糖可提高巨噬细胞的吞噬功能，还可促进T淋巴细胞的产生，并提高T淋巴细胞的杀伤活性。香菇中还含有大量的的麦角甾醇和菌甾醇，麦角甾醇可转变为维生素D。所以食用香菇可以调节机体的免疫功能，对于儿童增强抗疾病能力和预防及治疗感冒有良好效果，还可防治儿童因缺乏维生素D而引起的血磷、血钙代谢障碍导致的佝偻病。

香菇菌盖部分含有双链结构的核糖核酸，进入人体后会诱导产生具有抗癌作用的干扰素。近年来，美国科学家发现香菇中含有一种"β-葡萄糖苷酶"，这种物质有明显的加强机体抗癌能力的作用。香菇多糖和香菇水解提取物对癌细胞有高效抑制作用。因此，人们把香菇称为"抗癌新兵"，其具有较强的抗癌防癌作用，适用于包括白血病在内的多种恶性肿瘤患者的食疗。

硫酸化香菇多糖可抑制人类免疫缺陷病毒和人T细胞白血病病毒I型；香菇中的双链核糖核酸也有抗病毒作用。

香菇含有丰富的B族维生素，其中维生素B_1、B_2、B_{12}的含量都较高，可改善神经功能，对防治各种黏膜、皮肤炎症都有一定的好处。香菇中含有大量钾盐及其他矿物质，被视为防止酸性食物中毒的理想食品。此外，香菇营养丰富，含有多种维生素、矿物质、30多种酶和18种氨基酸，因此香菇是健脑食品。

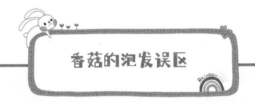

香菇的泡发误区

香菇无论是单独蒸、炒、焖、炖，还是与其他荤素食品搭配，都可以制作出许多美味佳肴。应注意的是，香菇富含麦角甾醇，这种物质在接受阳光照射后会转变为维生素D。如果用水过度浸泡或清洗香菇，就会损失麦角甾醇等营养成分，因此不能过度浸泡和清洗。

泡发香菇时，可先用水将其表面的尘土冲掉，再放入适量温水中浸泡约一小时，然后用手指朝着一个方向搅动或是将香菇的蒂部朝下在水中抖动，使其中的泥沙沉入水底。泡香菇的水在去除沉底的杂质后，还可以加到菜里做调味汁。有些人为了让香菇尽快泡发，选择用开水浸泡或是加糖，这样反而会使其中的水溶性成分，如珍贵的多糖、优良的氨基酸等大量溶解于水中，破坏香菇的营养。

自制美食

自制香菇饼的方法

原料：墨鱼100 g，鸡蛋1个，香菇4朵，面粉100 g，适量油、盐、水。

做法：①先在鸡蛋中加面粉、盐和少许水一起搅拌均匀，成糊状；②把香菇用温水泡软，把墨鱼（去除头和须的部分）和泡好洗净的香菇切粒；③把墨鱼丁和香菇粒拌入面糊中，静置半小时；④将平底锅烧热加少许油，倒入适量面糊，用中火煎至一面面糊凝固，翻另一面，两面煎成金黄即可。

干香菇与鲜香菇的比较

干香菇和鲜香菇在保健功效方面没有明显差异。只是经日光照射后麦角甾醇可转变为维生素D，所以干香菇含有更多的维生素D。将买来的鲜香菇放置于日光下晒后食用，可促进维生素D的生成。

干香菇浸泡的时候，最好用20～35℃的温水，这样既能使香菇更容易吸水变软，又能保持其特有的风味。值得注意的是，在食用干香菇时，浸泡的水可以入菜，因为具有保健功能的香菇嘌呤易溶于水，在浸泡香菇的水里含量较高。

干香菇之所以香味浓烈，是因为内部的水分没有了，香菇所特有的香味会更明显。好比晒干菜，干菜的味道就比鲜菜的味道更浓烈些。至于食用时选干的好还是鲜的好主要看怎么烹饪，如果是炖鸡、炖肉那非干香菇莫属，要是做香菇菜心或涮火锅还是要选鲜的。

此外要注意，食用香菇要以人工栽培为主，如果食用野生香菇，必须与毒菇区别。不要把香菇与生腥食物或化学物品混放在一起，否则香菇吸附了异味就不宜食用了。

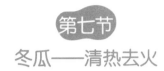

第七节
冬瓜——清热去火

冬瓜的营养

冬瓜属葫芦科，为攀援草本植物。其形状如枕，又叫枕瓜，产于夏季。为什么夏季所产的瓜叫冬瓜呢？因为瓜熟之际，表面上有一层白色粉状的东西，就好像冬天所结的白霜，也是这个原因，冬瓜又叫白瓜。冬瓜有良好的清热解暑功效，其吃法很多，肉质细嫩、清爽。冬瓜含能量低，被称为减肥的"良药"。

冬瓜含有较多的蛋白质、糖，少量的钙、磷、铁等矿物质和维生素B_1、维生素B_2、维生素C及烟酸，其中维生素B_1可促使体内的淀粉、糖转化为能量，而不变成脂肪，所以冬瓜有助于减肥。冬瓜与其他瓜菜不同的是它的脂肪、钠、能量含量都很低。冬瓜的营养成分见表3-7。

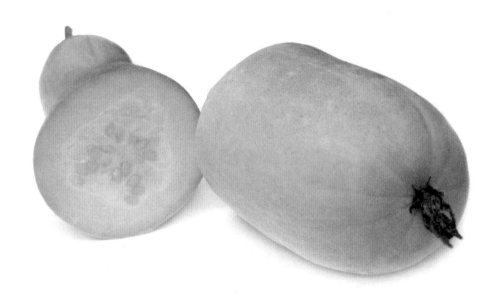

表3-7　冬瓜的营养成分（每100 g可食部位）

营养成分	含量	营养成分	含量
能量/kcal	10.00	磷/mg	11.00
蛋白质/g	0.30	钾/mg	57.00
碳水化合物/g	2.40	镁/mg	10.00
膳食纤维/g	1.10	锌/mg	0.10
维生素C/mg	16.00	钠/mg	2.80
维生素E/mg	0.04	铁/mg	0.10
钙/mg	12.00	硒/μg	0.02

冬瓜的功效

冬瓜味甘淡、性凉，能利水、消痰、清热解毒，最适宜在夏季食用。中医认为冬瓜有延年益寿、益气强身、养胃生津、降火的功效，冬瓜的瓤、皮、种子均可入药，临床上常用于对尿少、水肿、肺热咳嗽、阑尾炎等疾病的食疗，冬瓜皮煎汤外洗，可用于荨麻疹、皮肤瘙痒等。

冬瓜含维生素C较多，且钾盐含量高，钠盐含量较低，属典型的高钾低钠型蔬菜，对需进食低钠盐食物的高血压、肾脏病、糖尿病、浮肿等患者有疗效，可达到消肿而不伤正气的作用。冬瓜中所含的丙醇二酸，能有效地抑制糖类转化为脂肪，且所含能量不高，对于防止人体发胖具有重要意义，有助于体形健美。冬瓜中的粗纤维能刺激肠道蠕动，利于通便，同时可使肠道里积存的有害物质尽快排泄出去。

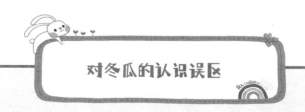

对冬瓜的认识误区

许多人吃冬瓜常常把冬瓜皮削掉弃去，这实在是太可惜了。

冬瓜皮所含营养丰富，不但具有保健价值，而且具有药用价值。冬瓜皮含多种挥发性成分、三萜类化合物、胆固醇衍生物，又含维生素 B_1、维生素C、烟酸、胡萝卜素等，还含有多种矿物质。

吃冬瓜时应将削去的冬瓜皮一起炖，把冬瓜皮的营养和功效发挥出来，吃时把冬瓜皮捞出就可以了。适当地吃冬瓜对儿童的身体是有好处的，但是一定要注意最好不要给儿童吃过多的冬瓜，以免对消化系统产生影响，日常生活中可以给儿童吃点冬瓜汤或冬瓜粥。

自制美食

自制冬瓜糖的方法

①将冬瓜洗净去皮后，切成条状；将石灰（食品级）和等量的水拌匀，再把冬瓜条放入浸泡12小时；②将冬瓜条捞起，放在清水中浸泡1小时，然后再换水浸泡，需重复5~6次，才能将石灰去除；③将冬瓜条和水一起煮沸，捞起后泡冷水约10小时，使其发酵后，再洗净沥干水分，然后再晾干，必须完全去除水分；④将冬瓜条放入干净无油的锅里，加入特级砂糖，用文火慢慢熬煮，并一起拌匀，砂糖分次加，让冬瓜条和砂糖完全融合，需注意不可烧焦；⑤将冬瓜条捞起冷却，撒上糖粉即可，整个制作过程需3~4天。

第四章

陪伴孩子，
从早晚餐开始

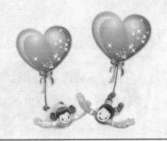

第一节
享受亲子时光，建立饮食好习惯

"家，生命开始的地方，人的一生走在回家的路上。在同一屋檐下，他们生火、做饭，用食物凝聚家庭，慰藉家人。"

"平淡无奇的锅碗瓢盆里，盛满了中国式的人生，更折射出中国式伦理。人们成长、相爱、别离、团聚。家常美味，也是人生百味。"

"如同传授母语，母亲把味觉深植在孩子的记忆中，这是不自觉的本能。这些种子一旦生根、发芽，即使走得再远，熟悉的味道也会提醒孩子家的方向。"

——《舌尖上的中国·第二季·家常》

孩子每天放学回家，看着妈妈在厨房忙着准备晚餐时，总是跟前跟后，叽叽喳喳，忙着把学校发生的事告诉妈妈。接下来爸爸回家了，一家人一起上桌吃晚餐，爸爸聊聊办公室的新闻，妈妈聊聊街坊邻居和弟弟妹妹，孩子则说着学校发生的事情，这便是最珍贵的"金色的团聚"。就是这些看似普通的时光，把一家人紧密地黏合在一起，也凝聚了亲子情感。我们怎能不珍惜这些宝贵的时光？

吃饭是一种享受，愉快地进食更充满了美妙的乐趣。游子不论走到哪都会思念家的味道，想念妈妈做的饭。家是我们从小养成习惯的地方，餐桌不仅仅是一家人围坐在一起的温馨场所，更是培养孩子健康饮食习惯的地方。如果我们的家庭平时就习惯清淡的饮食，那么孩子也会从小养成饮食清淡不油腻的习惯，这对他们日后的健康有很大的好处。让孩子从小就爱上健康、美味的饮食，有一个强健的体魄，这是父母的责任。

第二节
孩子的健康，从一日三餐开始

学龄儿童独立性逐渐增强，可以接受成人的饮食。男童的食量相当于爸爸的食量，女童的食量相当于妈妈的食量。在日常饮食方面，学龄儿童往往被认为和大人一样，其实他们仍然应得到多方面的呵护。此时儿童正值体格和智力发育的关键时期，所以一日三餐尤为重要，既要美味可口，又要营养全面。

父母应该建立适应儿童生理需要的饮食习惯，一日三餐定时吃，两餐间隔4~6小时，三餐比例要适宜，三餐之外可以适当加餐补充营养，正餐中不应该以糕点、甜食等取代主、副食。

早餐应吃饱、吃好

一日之计在于晨，儿童经过一个晚上的休息调整，状态达到最佳，这是一天中精力最充沛的时刻。一顿优质的早餐会成为开启儿童一天良好学习状态的钥匙，让他们对接下来一天要做的事情满怀希望和信心。早餐是儿童一天中最重要的一顿饭，占全天营养供给的25%~30%，凡是能够坚持每天吃好、吃饱早饭的儿童，其体型和机能发育都比较好，身体比较健壮，上课时精力充沛，学习效率也高。

早餐应该重视质量而不是数量，除了要提供产热快的淀粉类食品外，还要提供饱腹感强的蛋白质和脂肪类食品，如五香牛肉、煮鸡蛋、豆腐干、肉包子、饺子、馄饨等，还可增加含维生素的蔬菜、水果。早餐时儿童食欲可能较差，因此安排早餐时要尽可能注意色、香、味、形，使其更具吸引力。

午餐需合理搭配

午餐要吃饱，儿童的午餐能量供给应占全天的30%~40%，午餐的数量要充足，主食和菜肴都要吃够，食材品种也要尽可能多一点。午餐中要有肉食与豆制品搭配的副食，以提高蛋白质的营养价值。每星期吃1~2次鱼类，1~2次动物内脏，每天保证有动物性食品（肉、蛋类）；有绿色和深绿色、橙黄色的蔬菜，少量选用白色或浅色蔬菜；增加虾皮、海带、紫菜、菌类以及肉、骨。主食应粗细搭配、粮豆混合，使食物所含必需氨基酸种类齐全，做到蛋白质互补。要让食物品种多样化，一周内饭菜花样尽量不要重复。

晚餐要容易消化

晚餐要吃少。"吃少"并不意味着不吃或吃的很少，而是能量低一点，油少一点，要尽量弥补早上和中午没有吃到或没有吃够的食物，比如蔬菜、杂粮和薯类。儿童晚餐的能量供给应不少于全天的30%，与早餐相当。晚餐内容应包括主食、肉、菜、粥或汤类，以达到干稀搭配、荤素搭配的目的，防止食物过于油腻影响睡眠。晚餐注意既要营养丰富，又要容易消化。

控制好体重

儿童跨入小学的门槛后，功课、才艺学习占用了很多时间，生活里大多都是少动多坐的状态，活动量比起幼儿要少很多。再加上平时饮食如果不合理，小学阶段的儿童很容易变成"小胖墩儿"。因此，父母除了注意儿童的饮食搭配外，还要特别鼓励儿童多做运动，尽量避免久坐。最好的办法就是与儿童一起运动，增加户外活动的时间，这样才能使儿童避免肥胖。

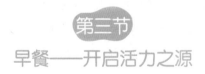

第三节
早餐——开启活力之源

营养学家认为，早餐是非常重要的一餐，只有通过早餐摄取了足够的能量，儿童的身体才能在一整天里都保持较好的状态。

早餐的重要性

从入睡到起床，是儿童一天中禁食最长的一段时间，如果没有早餐供给能量，儿童就会感到疲劳、反应迟钝、注意力不集中、精神萎靡，从而导致学习状态不佳。

营养学家研究发现，不吃早餐导致的能量和营养素摄入的不足，很难从午餐和晚餐中得到充分补充。所以，每天都应给儿童吃早餐，并且早餐要吃好，以保证摄入充足的能量和营养素。

不吃早餐危害大

1.影响上午的学习

儿童还处于长身体的阶段，不吃早餐会对其体格发育造成影响，使其出现上课精神不集中、疲劳的现象，学习效率明显下降，情绪低落，甚至诱发低血糖，引起头晕、脚软等症状。

2.易导致皮肤变差、贫血等营养缺乏症

不吃早餐，会导致儿童皮肤干燥、起皱等，严重时还会造成营养缺乏症，如锌缺乏症、夜盲症、缺铁性贫血等。

3.易引发胆囊炎和胆结石

儿童在空腹时体内胆汁中胆固醇的浓度特别高。在正常吃早餐的情况下，胆囊收缩，胆固醇随着胆汁排出；如果不吃早餐，胆囊不收缩，胆固醇无法排出，时间久了就容易产生胆结石。

4.容易引发便秘

有关专家调查发现，经常不吃早餐的儿童大多有便秘现象，与吃早餐的儿童进行对比，显然每天吃早餐的儿童排便更规律。专家认为，不吃早餐将会使儿童对食物的摄取量下降，导致通便所必需的膳食纤维摄取量不足，从而引发便秘。

5.容易发胖

儿童不吃早餐，午餐、晚餐自然就会吃得多。根据研究，进食总量相同的情况下，进食分次越少，越容易形成皮下脂肪堆积，进而发胖，儿童就会慢慢变成"小胖墩儿"。

第四节
晚餐——享受温馨餐桌时光

经过一天繁重的学习，孩子回到家，迎接他的是妈妈的微笑和色、香、味、形完美结合的晚餐，加上爸爸的参与，让孩子在享受晚餐时，身心都得到了巨大的放松，也让孩子食欲大开，为身体的健康成长提供了营养保证。

父母们工作繁忙，与孩子最佳的沟通时间就是早晚餐，时间虽然短暂，但是并不影响与孩子的沟通，就算是简单的语言，也能让孩子感受到无尽的爱。陪伴孩子、关心孩子、努力为孩子的成长创造更好的条件，就是父母最大的责任。没有任何人能代替父母承担孩子的教育责任，孩子的成长也不会在父母缺席时暂时停下来。父母只有回归家庭，陪伴孩子成长，才能尽到相应的责任。夜晚的时间应该是家庭的时间，和孩子在一起，整个家庭都会有更健康的生活方式。增加家庭美好的聚会，减少不必要的应酬，更有利于孩子的成长。

父母总以为投入工作、投入应酬的时间越多，越能提高家庭的经济水平，越能给家人带来幸福，可真是这样吗？当应酬成为习惯时，我们还有多少时间陪伴孩子？可以毫不夸张地说，我们失去的很可能就是孩子的未来。孩子的成长就在一瞬间，不要错过孩子成长的每个阶段。无论你多艰难、多忙碌，都应该和孩子生活在一起，这是天职，也是美德。下班的路就是回家的路，只要和孩子在一起，父母就会少犯很多错误。对孩子的爱越多，父母的烦恼可能就会越少。

第五节
亲子一起DIY香蕉奶香小松饼

愉快的吃饭过程对孩子非常重要，可以激发孩子的食欲。试试制作下面这个好吃好看又好玩的香蕉奶香小松饼吧！让孩子参与到做饭当中，了解食物，吃自己参与制作的美食，孩子就会爱上吃饭，一家人其乐融融的氛围会增加孩子的幸福感。

孩子可以做什么

孩子可以在爸妈的指导下用小勺子或小叉子压碎香蕉，搅散鸡蛋，搅拌面糊。

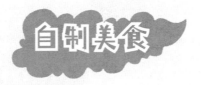

制作方法

材料：鸡蛋2个（蛋清、蛋黄分开），香蕉1根，面粉100 g，牛奶80 g，坚果碎、水果干适量。

工具：碗、打蛋器、不粘锅、小勺子、大勺子、小刀。

步骤：

①把鸡蛋的蛋黄和蛋清分开，蛋黄打散，蛋清用打蛋器打发备用。

②把香蕉切成小块，让儿童用勺子把香蕉压成泥，颗粒大点也没关系，口感会更好。

③把面粉、牛奶、蛋黄液加到压好的香蕉泥里面搅拌到成糊状。

④把打发的蛋清放到搅拌好的面糊里，顺时针搅拌均匀即可。

⑤把不粘锅放在燃气灶上，等锅烧热用大勺子舀一勺面糊，不用太多否则太厚不容易熟，等到饼上出现小泡泡就可以翻面了。

⑥等到两面金黄就可以出锅装盘了，可以搭配酸奶、坚果、水果干一起吃。

可以叫稍大一点的孩子自己动手做几个小松饼。这道美食不仅增进了亲子间的互动，还增加了孩子对食物的了解，而且选用的都是天然食物，没有额外的添加糖，更加健康、美味。制作过程中，注意让孩子和明火保持距离。

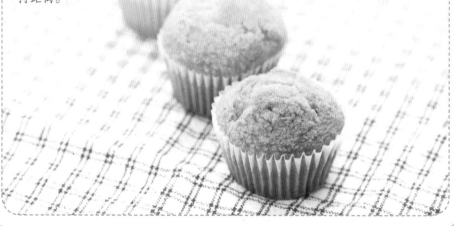

①打蛋清的容器要无水无油，可以稍微大一点，方便后续搅拌，免得倒来倒去蛋清容易消泡。

②顺时针搅拌面糊，时间不能太长，否则泡泡消了口感就不松软了。

③注意火候，不要煳锅了。

第五章

处理好食材，
让早晚餐搭配更营养

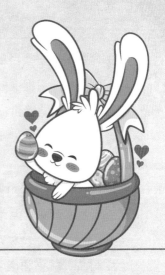

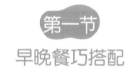
早餐的搭配原则

早餐是开启儿童一天的第一餐，是一天中最重要的一顿饭，因此要科学搭配，营养均衡。

1.粗细搭配、粮豆混食

主食要多吃一些粗粮，如玉米、小米、燕麦、杂豆、荞麦、赤豆、绿豆等。适当增加一些加工程度低的米面和豆类。这样既增加了品种和风味，也提高了蛋白质、维生素的营养价值。可以给儿童适当选择全谷、全麦食物，如早餐吃全麦面包、燕麦片、豆浆，或白面、玉米面、紫米面、小米面混合馒头等。

2.干稀搭配

馒头、花卷、油条等可以和豆腐脑、鸡蛋羹、玉米面粥、杂豆粥、南瓜粥搭配。玉米面窝头、紫米发糕可以和紫菜汤、蔬菜汤搭配。

3.荤素搭配

豆制品、蔬菜和肉、蛋、禽等动物性蛋白质类食物搭配，能大大提高蛋白质的营养价值，还可以得到丰富的维生素和无机盐。

4.生熟搭配

新鲜蔬菜中维生素C和B族维生素遇热容易受到破坏，因此可吃一些能生吃的新鲜蔬菜，既可保留大量的维生素，也可增进食欲。生吃蔬菜时一定要注意卫生，要先洗净再食用。

晚餐的搭配原则

一般来说，儿童早上因为上学要赶时间，早餐匆匆忙忙地就吃了，午餐在学校随便对付了事，晚餐似乎就成了儿童一天中最重要的一餐，什么丰盛吃什么，百无禁忌。这种吃法是不对的，晚餐也应该注意搭配技巧。

1.素菜和荤菜的比例为7∶3

孩子学习了一天，家长为了犒劳孩子，晚餐容易荤多素少。殊不知晚餐吃过多荤食，容易加重肠胃负担，引起孩子肥胖。所以应该尽量选择脂肪含量低的肉类，如果早餐和午餐较难吃到足够的蔬菜，晚餐就应该补充蔬菜的摄入。

2.多吃富含维生素C和膳食纤维的薯类

这类食物既能帮助消化，防止便秘，又能提供儿童身体需要的膳食纤维和微量元素，还能促使机体减少碳水化合物和能量的摄入，是晚餐应优先选择的优质食物。

3.首选白肉

通常把牛、羊和猪肉叫作红肉，把鱼、禽类肉叫作白肉。白肉的饱和脂肪酸含量较低，更易消化，所以晚餐应首选白肉。

早晚餐的季节因素

季节温度的变化会引起儿童生理和口味的改变，不同季节的早晚餐应根据季节有所调整。春季的饮食应以养肝为主；夏季口味宜清淡爽口；秋季应以滋阴润肺为主；冬日养生应注重养肾防寒。这样按四季的变化调整饮食，才能使儿童健康成长。

第二节
主食中粗杂粮合理搭配，营养又美味

粗杂粮的特性

1.小米

小米富含B族维生素、叶酸、膳食纤维，以及碘、磷、钾等矿物质，营养非常丰富，可滋养脾胃，对于消化不良、胀气的儿童是很好的食物。其中的叶酸有助于造血，贫血的儿童可以多食。

2.糙米

糙米就是未经多次去谷壳的大米，保留了B族维生素、维生素E、矿物质及膳食纤维等营养素，不仅营养充分，对儿童的大脑发育及情绪稳定也很有帮助。

3.黑米

黑米又称紫米，香气独特，营养丰富，含有丰富的植化物。黑米若不煮烂，其营养素就不能溶出，摄取过多还容易引起急性肠胃炎，因此烹调前最好提前浸泡。

4.薏米

薏米富含蛋白质、B族维生素、薏仁素、硒、维生素E等多种营养素，具有促进血液循环、润肤祛斑、利尿消肿等功效。对于容易燥热、水肿和皮肤容易过敏、暗沉的儿童很有帮助，但身体虚寒的儿童应尽量避免食用。

5.燕麦

燕麦富含蛋白质、B族维生素、维生素E、矿物质及膳食纤维，虽然其脂肪含量是麦类食材中最高的，但其中多是对人体有益的不饱和脂肪酸。主食中搭配食用燕麦可控制饮食中的脂肪、增加饱腹感、促进肠胃蠕动，但肠胃敏感的儿童不宜多吃，以免引起不适。

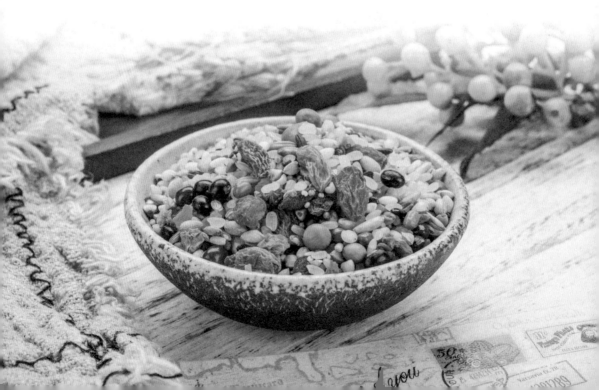

主食怎么选

推荐每天主食的选择分成三大部分，一部分细粮（大米、白面等），一部分全谷物及杂豆（燕麦、藜麦、黑米、糙米、红豆、芸豆等），以及一部分的薯类（红薯、芋头、山药等）。适当吃一些粗粮对于帮助儿童排便是有很大好处的，但是由于粗粮加工程度低，口感粗糙，儿童不爱吃，这就需要我们做饭的时候花点心思啦！

粗杂粮口感不好难以下咽？这是因为比例没有搭配好。可以利用各种粗杂粮的特性调整一下比例，比如燕麦口感较硬，可少放或改用吃起来较软的黑米或薏米，这样便改善了口感，儿童接受起来更容易。还可以和精制的米面混到一起，例如和大米混在一起，做成杂粮粥，或者做成杂粮米饭、杂豆米饭，这样做出来的米饭口感相对好一些而且营养更丰富。另外，可以把粗杂粮打成糊，做成五谷豆浆或者全谷物米糊，在做的时候也可以加一些芝麻、核桃、牛奶，调节口味。蒸饭的同时还可以一起蒸上一些红薯、山药、芋头、土豆等。粗杂粮不能洗完就煮，需事先浸泡5~6个小时，且煮饭的水量应为粮米的1.5倍，这样煮出来的米才会软烂，也容易吸收，可减轻儿童肠胃负担。

如果担心儿童吃不习惯，可以先在大米中添加少量粗杂粮，等儿童的口味与肠胃适应后再酌量增加粗杂粮比例，避免儿童拒食或增加肠胃负担。儿童一周吃两到三次粗杂粮就可以了，不然容易消化不良并且妨碍身体对钙、铁、锌等矿物质的消化吸收。

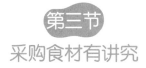

第三节
采购食材有讲究

根茎类食材的选购

①萝卜：应该挑选水分足、细皮光滑、无泥、无刀伤、无开裂、无灰心、

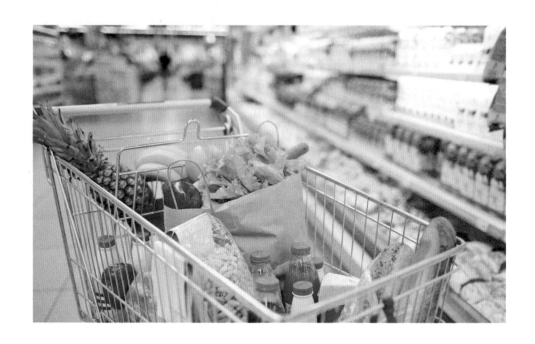

无空心、无根须、个大均匀、不断头的萝卜。

②莴苣：应该挑选干净鲜嫩、粗壮、无老根、无空心、略有皮、肉未裂开、叶的长度不超过茎的二分之一的莴苣。

③土豆：应该挑选新鲜、无泥、无刀伤、无虫蛀、无发芽、表皮光滑、个体匀称的土豆。发芽的、表皮微绿、质地较软的土豆都代表不够新鲜。新鲜的土豆外皮薄、肉质硬。

④芋头：应该挑选芋根剥净、无泥、无根须、无虫蛀、无刀伤的芋头。整体干燥或有不自然的湿润感的芋头都不新鲜。不带皮的芋头应选择肉身白色、无红色斑点的。

⑤鲜藕：应该挑选个头大、色质洁白、粗壮、无花斑的鲜藕。

⑥生姜：应该挑选块状、色黄、无泥、无梗、无瘪、未烂的生姜。

叶菜的选购

①圆白菜：应该挑选无黄叶、无老梗、无虫蛀、根削平的、棵头均匀的圆白菜。掂量感觉分量沉甸甸的圆白菜，表示包心紧实。

②大白菜：应该挑选有重量感、叶片紧密、外侧叶片颜色深、前端包紧的大白菜。如果要购买切半的大白菜，切口必须富有弹性。

③芹菜：应该挑选梗短粗壮、叶身平直挺拔的芹菜。叶子太绿的不要买，粗纤维多，且口感较老。芹菜是否新鲜，主要看叶身是否平直，新鲜的芹菜是平直的。存放时间较长的芹菜，叶子软，甚至发黄起锈斑，叶子尖端会翘起。

④菠菜：市场上的菠菜有小叶种和大叶种两种，不论什么品种，都是叶柄短、根小色红、叶色深绿者比较好。

鸡蛋的选购

①颜色与大小：鸡蛋有红壳和白壳两种，由不同品种的母鸡所生，营养成分上没有差别。鸡蛋的大小也与营养成分的比例没有直接联系。

②分辨是否新鲜：通过光线看气室（即鸡蛋内部空间）阴影，阴影越小越新鲜，如果完全没有阴影新鲜度为百分之百。用手摇一摇，如果感觉到鸡蛋内部晃动，就表示不够新鲜了。

肉类的选购

①新鲜肉的特征：新鲜肉的表面有一层微微干燥的表皮；瘦肉颜色均匀，呈浅红色，有光泽；切面稍有湿润而无黏性，肉汁透明；肉质紧密而有弹性，指压后凹陷立即恢复；肥肉为白色。

②变质肉的特征：变质肉的表面过分干燥，瘦肉为暗色，有时呈浅绿色或灰色；切面过度潮湿和发黏，肉汁很混浊；肉质松软且无弹力，表面及深层肉质均有腐臭气味；肥肉呈乌灰色。

③肉馅：看起来水分很多的、肉色变黑的肉馅尽量不要买。

④肉片：瘦肉部分要呈现淡粉红色，肥肉部分要呈现白色。一旦瘦肉部分变成灰色、有水分渗出时千万不要购买。如果是新鲜的牛肉薄片，瘦肉部分略呈鲜红色，肥肉部分呈现白色或奶油色。

⑤鸡肉：新鲜鸡肉呈淡粉红色，鸡皮呈奶油色，毛孔十分明显。此外，鸡肉比其他肉类更容易渗出水分，可以将鸡肉表面的湿度或包装盒中渗出的水分

作为判断其是否新鲜的依据。

水产的选购

①整条鱼：购买整条鱼时，可以先看鱼的眼睛，如果眼睛突出、闪着蓝白色光泽就是新鲜的。

②切块鱼：选择看起来富有光泽，按压时有弹性、感觉肉质紧密，不会有水分渗出的切块鱼。

③鲜虾：鲜虾的外壳色泽明亮、手戳时挺拔滑溜，虾头和虾身连接紧密。

④冷冻的虾：虾尾和足呈现黑色表示不够新鲜，有水渗出或包装盒中有结霜的冷冻虾也不要选购。

⑤蛤蜊：蛤蜊外壳应有光泽，如果颜色偏暗，就不新鲜了。如果在蛤蜊摊位前看到大量蛤蜊都是张口的，也说明可能不太新鲜。但轻轻碰张口的蛤蜊，如能迅速闭口，说明蛤蜊新鲜。

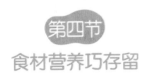

第四节

食材营养巧存留

食材储存要点

1.冰箱中保存时间不要过长

冰箱不是"保险箱"，冰箱里的食物也有保质期，不论是冷藏还是冷冻的食物，都不能完全保持口感和营养价值。总体来说，食品保存时间越长，口感和营养价值就越差。

2.让食材急速冷冻

食物急速冷冻可最大限度地保存食物的口味和营养，这就要求食材的体积不能过大。比如肉类，可以切成片或剁成肉末，分装成每次的用量，使肉类体积变小就可以实现急速冷冻了。分装保存还能避免反复解冻。食材解冻时要放在15℃以下的空气中自然解冻，才不会改变食材的口味和营养，最好的解冻方法是放到冰箱的冷藏室内解冻。

3.贴上食物名称和冷冻日期

送进冰箱冷藏的食物很容易变干，可将食物放在保鲜盒或保鲜袋中存放，并在上面贴上食物名称和冷冻日期，这样拿取食材时就不会忘记食物的冷冻时间，便于在食物最新鲜的时候做给孩子吃。

各类食材的储存方法

1.主食

生的主食可以保存在常温、干燥的地方。米饭、米粥、馒头等做熟的主食，如果只是短时间储存，可以放进冰箱冷藏室；如果希望保持主食柔软的口感最好冷冻保存，因为主食即使在低温下也很容易变质。冷冻保存时装在密闭的盛器中，以免混入其他食物的味道。

2.肉类和海鲜

肉类和海鲜容易变质，买回来以后要立即冷冻。最好装在金属容器中冷冻，通常我们会用塑料袋来盛装需要冷冻的肉类和海鲜，其实用塑料袋会影响冷冻速度，效果没有金属容器好。切成片的肉要一片片摊开来冷冻，便于急速冷冻。

3.蔬菜

绿叶菜买回家后，先摘掉烂叶、去掉绑绳，把表面的水风干后，再装进专用食品袋放入冰箱。袋子不需要完全密封，可把袋子扎几个透气孔，保证其透气性良好。蔬菜如果想冷冻保存，要将蔬菜用水焯熟后滤干水分，切成合适的大小，用保鲜膜包好冷冻保存。冰箱中保存的蔬菜应在短时间内尽快吃完，因为存放3天后就会失去原有的味道和营养。

4.水果

大部分水果需要放入冰箱的冷藏室。如果放在室温下，草莓和葡萄等只能保存一两天，苹果、柑橘等能保存一周以上。热带水果，比如香蕉、芒果等不用放进冰箱，以防冻伤，建议放在阴凉环境下保存。

蔬果怎么清洗更干净

这些清洗方法不可取

有些人清洗蔬果时会加盐或小苏打，还有人会用洗蔬果的专用清洁剂清洗。实验证明，用流动的清水洗效果最好。错误洗法有如下几种。

1.加盐

虽然盐水可以使蔬果上的虫卵掉落，但盐会大大降低水的清洁能力，若盐的浓度过高会形成渗透压差，让水中的农药进入蔬果中。

2.蔬果清洁剂

市面上的蔬果清洁剂很多都含有表面活性剂，通常会造成二次残留问题。所以使用后要用大量的清水反复冲洗，才能避免吃进残留的清洁剂。

3.完全浸泡

很多人为了让农药溶解，会直接把蔬果浸泡在水里，而且一泡就是半小时以上。这么做不仅溶解的农药有限，而且蔬果的营养成分会快速流失。

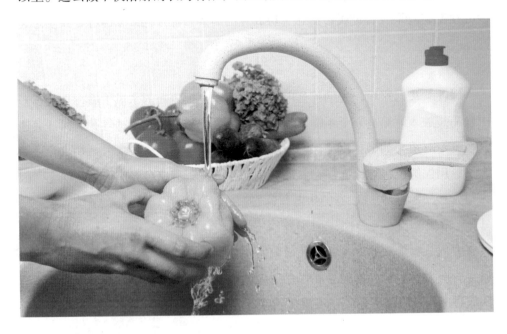

一般喷洒在作物表面的农药为接触性农药，大部分会被阳光分解或雨水冲掉；另一种农药为系统性农药，会通过植物气孔、根部而吸收到整株作物中，这类农药大多可溶于水。只要清洗方法正确并且够彻底，大部分残留农药都可去除。

这样做农药不残留

1.买回来的蔬果不要马上放冰箱

蔬果上的农药残留会随着温度变高而逐步减少，环境温度越高残留农药就会挥发得越快。所以把买回来的蔬果放在室温下的通风处2～3天，有助于残留的农药自然去除。

2.煮菜前要先焯烫，去除硝酸盐

硝酸盐存在于腌制肉品中是很多人的共识，但人们不知道的是市售的蔬菜80%以上含有过量的硝酸盐。蔬菜之所以会有硝酸盐，是因为种植时使用了可以增加产量的氮肥，当氮肥使用过量或种植过程中日照不足，蔬菜上就会累积过多的硝酸盐。蔬菜焯烫后不仅能去除农药，还可一并清除硝酸盐、草酸盐等有害物质。加热时最好把锅盖打开，让农药随着蒸汽有效挥发。

3.去皮吃的水果也需清洗

香蕉、橘子、橙子、猕猴桃、柚子、荔枝等需要去皮吃的水果，农药大都残留在表面。虽然去除外皮就会大大减少吃进农药的机会，但是建议吃这类水果还是要先清洗再去皮，这样双手才不会沾染到外皮残留的农药然后吃下肚！在去皮之前先用清水洗净表皮，等于又加了一层保险。

4.把握四大原则

清洗蔬果要把握"清洗、切除、流动、刷洗"四大原则。买回来的蔬果要先清洗一遍，切除蒂头、根部后，再以流动的清水冲洗约2分钟，这时的水量可控制在让水流呈一直线的状态，如此可以将蔬果表面的农药溶解。冲洗后再刷洗，最后再用清水冲洗一遍。应避免在未清洗前切蔬果，不然会有农药污染刀具的风险。

第六节
小学生一周食谱汇总

周一：鸡蛋三明治+凉拌木耳+牛奶+梨+坚果

材料：面包3个，牛奶3袋（每袋约250 ml），鸡蛋3个，鸡胸肉100 g，番茄50 g，生菜50 g，干木耳10 g，小梨3个，核桃6个。

周二：红薯焖饭+青菜豆腐汤+酱牛肉+香蕉

材料：大米100 g，红薯50 g，青菜100 g，豆腐100 g，酱牛肉150 g，香蕉3根。

周三：花卷+青椒炒肉+凉拌西蓝花+茶叶蛋+酸奶

材料：花卷200 g，青椒200 g，猪瘦肉100 g，西蓝花150 g，胡萝卜50 g，茶叶蛋3个，酸奶3袋（每袋100 g装）。

周四：绿豆粥+黑米面馒头+卤猪肝+凉拌黄瓜+橘子

材料：大米75 g，绿豆25 g，黑米面馒头150 g，卤猪肝100 g，黄瓜1根，橘子3个。

周五：黑芝麻汤圆+火烧+双色萝卜丝+蒜肠+梨

材料：黑芝麻汤圆150 g，火烧3个，白萝卜100 g，心里美萝卜100 g，蒜肠150 g，梨3个。

周六：肉酱夹馒头+虾皮炒韭菜+豆浆+柚子

材料：馒头3个，牛瘦肉100 g，鸡蛋2个，韭菜250 g，虾皮10 g，豆浆3杯，柚子3瓣。

周日：白糖馅烧饼+煎鸡蛋+蒜蓉油菜+牛奶+草莓

材料：白糖馅烧饼3个，鸡蛋3个，油菜250 g，牛奶3袋，草莓150 g。

注：此处及以下所采购一周早晚餐食材均是3人份。

周一： 胡萝卜粥+肉末豆腐+虾仁豌豆炒玉米+凉拌花椰菜+蒸山药

材料：大米100 g，胡萝卜半根，猪肉末50 g，豆腐150 g，虾仁50 g，豌豆30 g，鲜玉米粒100 g，花椰菜150 g，青柿子椒和红柿子椒各1/2个，山药3块，大葱、淀粉适量。

周二： 牛肉盖饭+拌时蔬+葱香土豆泥+冬瓜虾皮汤

材料：大米150 g，牛肉150 g，洋葱1个，生菜200 g，苦菊100 g，土豆2个，冬瓜200 g，虾皮10 g，大葱、香菜、蒜瓣适量。

周三： 瘦肉粥+清蒸鲈鱼+盐水毛豆+白灼芥蓝+蒸玉米

材料：大米150 g，瘦肉30 g，鲈鱼1条，毛豆150 g，芥蓝300 g，玉米3块，干红辣椒、大葱、姜、大料、花椒、淀粉适量。

周四： 红豆饭+宫保鸡丁+柠檬藕片+木耳白菜汤

材料：大米150 g，红豆30 g，鸡胸肉250 g，花生米50 g，青柿子椒、红柿子椒各1/2个，藕250 g，柠檬1/2个，干木耳5 g，大白菜150 g，大葱、香菜、干红辣椒段适量。

周五： 松仁紫米粥+煎带鱼+香芹豆干+海米拌菠菜+蒸紫薯

材料：大米100 g，紫米25 g，松子仁15 g，带鱼段150 g，芹菜250 g，豆干100 g，干海米10 g，菠菜250 g，紫薯3个，大葱、姜、蒜瓣适量。

周六： 奶香玉米饼+白灼大虾+家常菜花+蓑衣黄瓜+蒸土豆

材料：玉米面125 g，自发面粉50 g，奶粉20 g，大虾150 g，菜花200 g，瘦肉50 g，黄瓜2根，小土豆3个，大葱、姜、干红辣椒段、水淀粉适量。

周日： 双色花卷+鸡蛋豆腐羹+凉拌青笋+美味肉串+虾皮菠菜汤

材料：双色花卷3个，鸡蛋3个，豆腐150 g，青笋200 g，猪里脊肉200 g，洋葱1/4个，青柿子椒和红柿子椒各1/2个，虾皮10 g，菠菜150 g，大葱、姜、蒜瓣各适量。

第七节
利用好厨房小神器，做早晚餐更轻松

1.滤油网

用滤油网可以更方便地撇去浮沫。

2.打蛋器

用打蛋器打鸡蛋或搅拌其他液体不仅可以省时间，还可以省力气。

3.料理机

料理机可以用来做很多事情，如绞肉馅、榨汁等。

4.电压力锅

电压力锅具有预约定时功能，可以让早上喝粥变得更简单。晚上把材料放在锅里，预约好时间，起床就可以喝到热气腾腾的粥了。有预约定时功能的电饭煲也有同样的效用。另外，电压力锅还可以煲汤，或蒸煮一些大菜，如无水蘑菇红烧肉、水煮鱼、番茄牛腩、小鸡炖蘑菇等。

5.电饼铛

电饼铛可以烙饼、摊鸡蛋，快速又便捷。

6.面包机

只需放好配料，面包机便可以自动和面、发酵、烘烤各种面包。面包机不但能制作面包，还能制作蛋糕、米糕、年糕、馅料、酸奶、奶酪、米酒等，还可以给坚果去壳、翻炒。

7.豆浆机

全自动豆浆机只需20分钟就可以煮出一壶热乎乎的豆浆，有的豆浆机还可以一机多用，做出绿豆汁、玉米浆、浓汤等。

8.微波炉

微波炉可以进行加热、烘烤，如热牛奶、烤鸡翅等。

9.电子秤

电子秤可以精确称量食材。不同电子秤有不同的精确度，有精确到1 g的，还有精确到0.1 g的，后者更适合用来称量小分量的食材。

10.空气炸锅

使用空气炸锅可以消除家人喜欢吃油炸食品又担心不健康的顾虑。其采用无油炸的做法，做出的食物却具有油炸的口感。

11.量匙

一套量匙有5个小匙，由小到大分别为1/4茶匙（1.25 ml）、1/2茶匙（2.5 ml）、1茶匙（5 ml）、1/2汤匙（7.5 ml）、1汤匙（15 ml）。称量时以平匙为准，即量取后将茶匙上表面刮平。

第八节
快速搞定早晚餐有秘诀

准备工作有诀窍

想要快速做出丰盛的早晚餐，相当一部分诀窍包含在准备工作里，准备工作做得充分，就能大大节省烹调时间。只要按照以下的方式做好准备工作，用30分钟做出丰盛的早晚餐根本就是"小菜一碟"！

蔬菜可以提前清洗干净，但一定要沥干水分，不然容易变质。洗净后不要马上切，烹调时现切比较好，能帮助减少营养素的流失。猪肉、鸡肉、牛肉、海鲜等食品，可以提前清洗干净，再切好或腌渍好，然后放入冰箱冷藏，能节省不少烹调时间。但要注意，这些肉类食物放入冰箱前最好罩上保鲜膜，以免混入冰箱中其他食物的味道，使其鲜味降低。大葱、姜、蒜等也可以提前清洗干净，放入冰箱存放时也要沥干水分，并且先不要切，不然会使其特有的香味变淡。

周六、周日休息的时候，可以把适宜提前烹调的食物放在头一天烹调，这样能充分节省早晚餐的烹调时间，便于做出比平日里的为丰盛的早晚餐。比如明天的早晚餐要做炒肉的菜，今天就可以把肉给腌好炒出来，一次多做点、味道重一点，第二天加入蔬菜等食材一炒就可以了，连盐都不用再放。另外如蓑衣黄瓜等需加调料腌渍入味才好吃的菜，更适合提前做好存放在冰箱里。像干木耳、干银耳等需要泡发的食材，可以提前用清水浸泡，不但可以节省烹调时间，而且泡发得比较充分，但夏季浸泡时最好放入冰箱冷藏，以免滋生细菌而变质。头一天要对第二天早晚餐所需要的食材做好规划，比如第二天要做咖喱炒饭，如果家里没有咖喱粉，就要记得提前购买。

快速烹饪小技巧

在做好充分准备的前提下，再掌握一些烹饪小技巧，就可以让做菜的速度更快。

下锅之前焯水：有些食材，如肉、菠菜等，在下锅之前可以先放入沸水中焯烫一下，时间约半分钟即可，这样不但可以使食物易熟，还可以去掉肉类的血腥味或蔬菜中的草酸等。

合理安排烹饪顺序：首先是烹饪工具的使用顺序，如需要用锅焯水的食材既有蔬菜又有肉类，那么就先焯蔬菜，后焯肉类；用案板切菜时也是一样的顺序，先切蔬菜再切肉类，若反过来，则还需要洗案板。其次是做菜的顺序，如先将需要炖煮的菜准备好，上锅煮炖，然后再准备需要炒的菜，在煮炖的同时，可以将炒菜做好，而不必完成一道再去做另一个。

第九节
食材处理得好，美味营养都不少

01 肉类怎么处理口感才会松软？

肉质不够松软会增加儿童咀嚼上的困难。在烹调前可以在肉里加入含有蛋白酶的菠萝、木瓜等食材，可以有效分解蛋白质，软化肉质。

02　用淘米水洗肉更好

从市场上买回的肉上黏附着许多脏物，用自来水冲洗油腻腻的，不易洗净，如果用热淘米水清洗，脏物就比较容易被除掉。

03　肉买回家后该不该清洗后保存?

基本上刚买回家的肉不应清洗，但如果肉不太新鲜，摸上去黏黏的，就要用水冲洗一下。注意不能冲太久，以免鲜味流失更多，洗完后要擦干水分再保存。

04　切肥肉怎么防滑?

肥肉太油腻可能不好切。在切肥肉时，可以先把肥肉蘸一下凉水，然后放在案板上，一边切一边洒点凉水，这样肥肉不会滑动也不易黏案板，切着非常省力。

05　怎样处理猪肝更美味?

猪肝炒之前可用些白醋腌制一下，可使猪肝不渗出血水，且更美味脆爽。

06　6.牛羊肉顺着纤维切口感好

牛羊肉的肌肉纤维比较粗，筋较多，导至肉质易老，横着纤维纹路切，让刀和肉的纹理呈90度的垂直，将筋腱切断，破坏纹路纤维，让肉质更加好入口。

07　7.炒动物肝时不粘锅巧在勾芡

炒动物肝时勾不好芡容易出现粘锅的现象。如果勾芡时用小火，边放淀粉边搅拌，使动物肝里没有淀粉疙瘩，就不会粘锅了。

08 用鸭油去除鸭肉腥味

鸭肉有腥味该怎么办？可将鸭肉中的脂肪取出，炼成鸭油，将鸭剁成大块，放入鸭油中炒至半熟，再将鸭肉捞出，放入开水锅中焯透，可除掉腥味。

09 蔬菜一次买太多该如何处理？

有些不适合冷冻的蔬菜，可以焯烫、炒或蒸煮后再进行冷冻保存。当季盛产又便宜的蔬菜就可用此方法存放在冰箱中。

10 土豆如何存放更能保鲜？

可以把买回来的土豆放在纸箱中，并且放置在通风阴凉处。

11 土豆皮用开水烫一下更好剥

土豆由于削皮时经常连皮带肉一起削掉，十分浪费。如果把土豆放在开水中烫一下，然后再用手直接剥皮，就能很快将皮去掉。这样既省力又经济，而且烹调后的味道更加甘美。如果是新鲜土豆，可把它放入热水中浸泡一会，再倒入冷水中，去皮就很容易了。

12 茄子用盐腌后再炒更省油

炒茄子时，如果先将茄块或茄片撒点盐拌匀，腌15分钟左右，挤去渗出的黑水，使茄子的内部结构紧致不易吸油，再炒就能既省油又好吃。

13 横切西红柿不出汤

切西红柿的时候，西红柿的汁水总是很容易流出，只要换个角度横着切，这个问题就可以解决了。

14 冬瓜切口处贴纸防腐烂

冬瓜太大一次吃不了，如何保存呢？在冬瓜的切口处贴上纸或者裹上保鲜膜，放在阴凉通风的地方，冬瓜就不容易坏了。

15　白萝卜可去除咸肉异味

咸肉放的时间长了，就会有一股哈喇味，若在煮咸肉的锅里放一个白萝卜，然后再烹调，哈喇味即可除去。若咸肉仅外面有异味，用水加少量醋清洗即可。

16　为什么盐或砂糖类的调味品很容易结块？

很多人习惯将买回家的盐或糖之类的调味品原封不动地放在塑料袋里，过一段时间就会发现结块了，这是因为盐和砂糖非常容易受潮。所以要将其放在密封的罐中保存。另外，存放时要远离燃气灶。

17　如何使贝类将沙吐干净？

像蛤蜊、海虹等贝类一般都会含有泥沙，所以买回来一定要吐沙。可以将贝类浸泡在盐水中，在阴凉处静置三四个小时，待其吐完沙后再用流水将外壳冲洗干净。

18　生姜擦锅可防止鱼皮粘锅

无论煎什么鲜鱼，把锅洗净烧热后，用一块生姜把热锅擦一遍，然后再放油煎，鱼皮就不会粘锅了；或者先在锅内喷小半杯红葡萄酒再放油，也可防止鱼皮粘锅。

19　鸡蛋该如何存放？

鸡蛋放在冰箱内保存时，不要清洗，可先用干净的布轻轻擦掉表面粉尘，再放进冷藏室独立的盒子内，把圆的一端向上，尖的一端朝下，这样可让鸡蛋保持鲜活，保存更久。

20　热水煎荷包蛋更滑嫩

煎荷包蛋时在上面滴几滴热水，可以使鸡蛋完整滑嫩。

21　炒鸡蛋加酒更美味

炒鸡蛋时，加入少许酒可以使炒出来的鸡蛋味鲜、松软、色泽更好。

22　如何防止橘子发霉？

如果橘子是放在纸箱里，应保持一定的间隔。最好把橘子放在网状袋中，放置在通风阴凉处。洋葱、大蒜等也可按此方法存放。

23　橘子皮等可去除厨房和冰箱中的异味

厨房或冰箱里经常会有一些异味，放入一些橘子皮或米醋就能去除这些异味，如果把橘子皮烤一下或者把米醋稍微加热一下，效果会更好。还可将一杯喝剩的茶水放在冰箱内，也可去除这种异味。

24　常用的调味料如何存放？

常用的酱油、醋、料酒、油等，为了能在保存期限内保有其品质，保存时要避免高温，就算还没有开封的调味料也要避免阳光直射，放在阴凉通风处。一旦开封，每次使用后都要把瓶口擦干净、盖拧紧。夏季调味料要放在冰箱冷藏。开封后的食用油应放在阴凉处保存，建议在3个月内使用完。

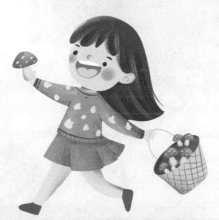

第六章

美味健康的日常
早晚餐

牛肉大葱包

准备时间：2.5小时。

烹调时间：20分钟。

材料：面粉300 g，牛肉馅200 g，大葱末100 g，酵母粉8 g，盐6 g，白糖10 g，胡椒粉、香油、生姜末各3 g，花椒水20 g，酱油、料酒各15 g。

做法：①将酵母粉用少许温水化开，倒入面粉中拌匀，揉成面团，醒发。②在肉馅中加入所有调料拌匀。③将揉匀的面团搓成长条，分割成小剂子，按扁，擀成中间厚、边缘薄的皮。④皮中放馅，捏褶，包成包子生坯。⑤把包子生坯放在铺有湿布的蒸屉上，提前大火烧开锅，放入蒸屉，转小火再蒸12分钟，关火取出即可。

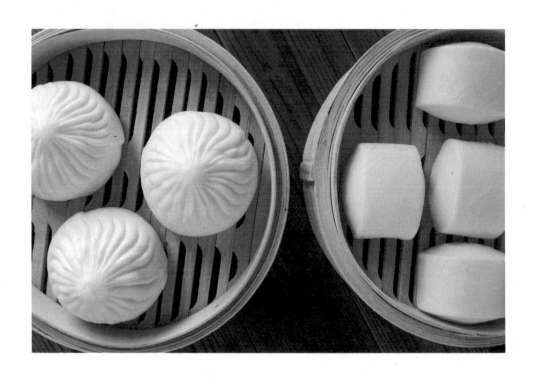

紫米馒头

准备时间：2.5小时。

烹调时间：20分钟。

材料：面粉400 g，紫米面100 g，水250 g，酵母粉6 g。

做法：①将酵母粉用温水化开，分次加入面粉中，搅匀，揉成面团，醒发。②用力揉搓面团至无气泡，面团搓成长条，切成均匀的剂子，再揉成馒头生坯。③将馒头生坯放在铺有湿屉布的蒸屉上，每个生坯间隔一指远，二次醒发15～20分钟。④大火烧开锅后，蒸屉放锅上，加盖转小火蒸15分钟，关火后取出即可。

麻酱花卷

准备时间：2.5小时。

烹调时间：20分钟。

材料：面粉300 g，酵母粉8 g，清水180 g，麻酱50 g，盐3 g。

做法：①在面粉中加入酵母粉，加水，和成面团，醒发。②把面团揉匀，擀薄片，刷麻酱、抹匀，撒上食盐，卷成薄片。③将薄片卷成长条，切段，每两个一组摞起来，捏住两端向相反方向拧一圈，捏合成生坯。④花卷生坯上笼，静置10分钟进行二次醒发。⑤开锅上笼，大火烧开后再小火蒸14分钟，关火取出即可。

大馅猪肉虾仁馄饨

材料：馄饨皮200 g，猪五花肉100 g，虾仁丁50 g，胡萝卜丁、玉米粒各30 g，香菜末、榨菜末各10 g，葱末、姜末、白糖各10 g，花椒水20 g，盐5 g，生抽10 g，胡椒粉、鸡汤、香油适量。

做法：①猪肉馅加姜末、生抽、香油调匀后加虾仁丁、胡萝卜丁、玉米粒、花椒水、白糖、盐，顺时针搅成糊，最后放葱末，制成馅料。②取馄饨皮，包入馅料。③锅中加清水烧开，下入馄饨煮熟。④锅中加鸡汤烧开，加胡椒粉、香菜末、榨菜末、盐、香油调味，捞入碗中，浇上鸡汤即可。

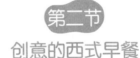

第二节
创意的西式早餐

水果披萨

准备时间：2.5小时。

烹调时间：20分钟。

材料：高筋面粉150 g，蓝莓、猕猴桃、草莓、菠萝各30 g，温水100 g，细砂糖10 g，黄油20 g，番茄酱5 g，盐、酵母各2 g，芝士80 g。

做法：①将高筋面粉倒入盛器中，加盐、糖、黄油（留少许备用），淋入酵母水和成面团，醒发。②把猕猴桃去皮切块，草莓洗净切块，菠萝切片。③面团擀薄，铺在涂有黄油的烤盘中，扎孔，再醒发10~20分钟。④在面团上抹匀番茄酱，撒上一半芝士，放蓝莓、猕猴桃、草莓和菠萝。⑤烤箱预热至200℃，将披萨放入中层烤15分钟，撒上剩下的芝士再烤1分钟，晾至温热即可。

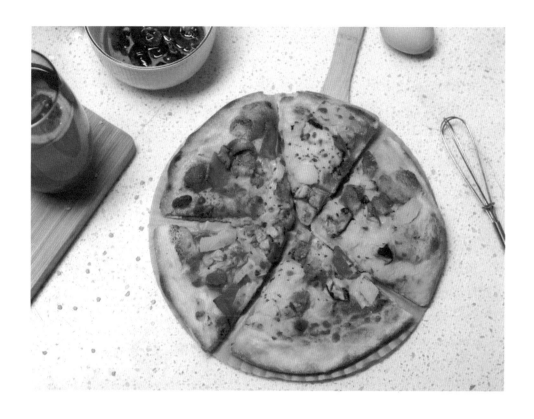

> **成功·小·秘诀**：披萨的面皮擀得薄一些，口感更酥脆；厚一些，面皮更有嚼头。怕时间不够，又很喜欢吃披萨并想省事的父母可以直接用土司面包做饼底，这样可以节省很多时间哟。

鸡蛋玉米三明治

准备时间：15分钟。

烹调时间：15分钟。

材料：面包2片，生菜叶15 g，鸡蛋1个，玉米粒10 g，番茄20 g，芝士1片，盐、蛋黄酱、橄榄油适量。

做法：①生菜洗净、撕片，番茄洗净、切片。②热锅下油，煎鸡蛋时把玉米粒放在鸡蛋上一起煎熟。③取一片面包，一面抹蛋黄酱后放煎蛋、生菜、番茄，再盖上一片面包，牙签固定两端，切成两个三角形即可。

鲜虾面包卷

准备时间：15分钟。

烹调时间：15分钟。

材料：面包2片，虾泥80g，鸡蛋1个（取蛋清），蒜末1勺，葱花、盐、胡椒粉、香油、料酒、淀粉适量。

做法：①大虾洗净，去除虾线后取虾肉，其余全部去掉，放入搅拌机，搅打成虾泥。②将虾泥、蛋清、葱花、蒜末、盐、料酒、胡椒粉、香油搅拌均匀做成馅料。③面包去边，并用擀面杖擀平压实，再在面包片表面撒上少许淀粉，平抹上一层馅料并卷起。④将卷好的面包卷放入锅中，用中小火以煎炸的方式将之处理成金黄色，就可以捞出沥油食用了。

成功小·秘诀：煎炸面包卷的油温大概在150~160℃，即将筷子放入锅中周围会冒起少许的油泡时的油温。

鹌鹑蛋披萨蛋挞杯

准备时间：10分钟。

烹调时间：20分钟。

材料：蛋挞皮3个，培根3片，青豆15g，玉米粒15g，胡萝卜丁6g，奶酪碎、番茄酱适量，鹌鹑蛋3个。

做法：①处理食材，培根、胡萝卜切丁。②在蛋挞皮里面均匀涂抹番茄酱，放入少量奶酪碎打底。③放入混合的培根丁、胡萝卜丁、玉米粒、青豆，再铺上一层奶酪碎，在最上面打上一个鹌鹑蛋。④烤箱预热后用180℃烤20分钟即可。

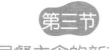

芝士焗红薯

准备时间：60分钟。

烹调时间：15分钟。

材料：红薯300 g，芝士2片，牛奶50 g，鲜奶油40 g，糖10 g。

做法：①红薯蒸熟，放入大碗里压碎成红薯泥。②把牛奶和红薯泥混合，再放入鲜奶油、糖，搅拌均匀。③把混合好的红薯泥放在耐热的容器里，用芝士片盖在红薯泥上。④烤箱预热后用200℃烤15分钟，烤至红薯泥周围起泡、芝士成金黄色即可。

> **成功小·秘诀**：想偷懒的话，红薯可以在前一天蒸饭的时候提前蒸熟，烤制的时候可以先用微波炉把红薯泥加热1分钟，再放进烤箱。

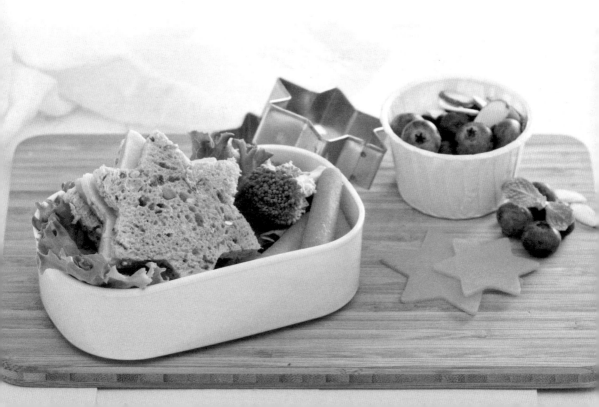

土豆沙拉三明治

准备时间：60分钟。

烹调时间：15分钟。

材料：黑米吐司2片，土豆1个，鸡蛋1个，苹果半个，沙拉酱适量，盐、白胡椒粉少许。

做法：①土豆洗净后去皮切厚片，再把土豆蒸熟、鸡蛋煮熟备用。②土豆煮好后取出切小丁，苹果也切小丁，水煮蛋切碎，一起放入容器，再加入沙拉酱搅拌均匀。③黑米吐司切成任意形状，或者用做饼干的小模具压成各种形状。④把土豆沙拉夹入吐司后放入烤箱烤一下即可。

成功·小·秘诀：把处理好的土豆沙拉三明治用烤箱或用平底锅不放油烘烤一下都可以，这步能让吐司更酥脆，最好别省略。

馒头芝士培根堡

准备时间：15分钟。

烹调时间：5分钟。

材料：馒头1个，西蓝花、洋葱、红椒各15 g，鸡蛋1个，培根20 g，芝士片1片，番茄酱5 g。

做法：①将西蓝花掰成小朵后洗净，略焯，沥水；洋葱、红椒洗净，洋葱切末，红椒切圈；培根改刀切小块。②把鸡蛋打散，放入培根、洋葱碎，再放入油锅定型煎熟。③馒头切片，抹番茄酱，放上蛋饼、西蓝花、红椒，最后将芝士放在最上面。④放入微波炉中，用烘烤档烘烤5分钟即可。

韭菜土豆饼

准备时间：10分钟。

烹调时间：15分钟。

材料：韭菜200 g，土豆1个，鸡蛋2个，虾皮10 g，面粉80 g，食用油适量。

做法：①处理食材，将韭菜洗净切碎，土豆去皮擦丝。②把土豆丝、韭菜放到大碗里，打入两个鸡蛋，拌匀。③放入面粉和虾皮，放少量油，拌匀。④平底锅刷少许油，放入拌好的面糊，煎至两面金黄就可以了。

成功小·秘诀：虾皮里面含盐比较多，就不用再额外放盐了，避免过咸。

第四节
早餐佐餐菜汤的新花招

菠菜猪肝汤

准备时间：15分钟。

烹调时间：8分钟。

材料：猪肝100 g，菠菜200 g，姜丝、葱花、胡椒粉、盐适量。

做法：①猪肝切片，菠菜洗净、姜切丝备用。②准备一小锅水，水开后将猪肝略为焯烫，外层变色后马上捞出，冷水冲洗后备用；菠菜焯烫备用。③另备一锅水，水开后放入菠菜和猪肝，放适量胡椒粉和盐调味，出锅后撒上葱花即可。

成功小·秘诀：为了尽量保留菠菜中的维生素，可以先焯烫再煮汤。注意猪肝不能焯烫过长时间，不然容易导致肉质太老影响口感。

紫菜虾滑汤

准备时间：20分钟。

烹调时间：10分钟。

材料：大虾200 g，玉米粒15 g，紫菜10 g，鸡蛋2个，水淀粉、盐、胡椒粉、葱花、香油适量。

做法：①将紫菜泡发，鲜虾去壳后剁成蓉，放入适量水淀粉及1个蛋清顺时针搅拌上劲，再放入玉米粒搅拌均匀备用。②在锅中烧水，虾滑用勺子做成丸子放入锅中。③虾滑在锅中煮变色后加入紫菜，将剩余鸡蛋打散后淋到汤里，煮开10分钟左右，最后放入少许盐、葱花、香油即可。

> 懒人窍门：虾滑可以一次多做一点，分成小块，放进保鲜袋摊平冷冻，下次就可以不用解冻直接煮小块的虾滑。

苹果雪梨银耳汤

准备时间：3.5小时。

烹调时间：2.5小时。

材料：雪梨150 g，苹果150 g，荸荠50 g，银耳20 g，枸杞子5 g。

做法：①将银耳泡发3小时左右，去黄蒂，撕成小朵；雪梨、苹果洗净，切块；荸荠削去外皮。②在锅中放入适量清水，待水煮沸后，再放入雪梨块、苹果块、银耳、枸杞子和荸荠，大火煮约20分钟，转小火继续煮2小时即可。

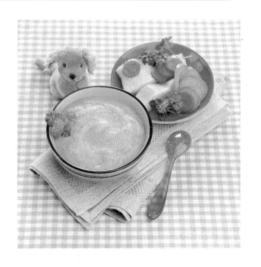

> 懒人窍门：可以前一天晚上把食材放到电饭锅里，用定时功能提前炖好，早上就能直接喝到热乎乎的苹果雪梨银耳汤了。

香甜奶油南瓜浓汤

准备时间：10分钟。

烹调时间：25分钟。

材料：南瓜100 g，牛奶100 ml，淡奶油30 ml，盐2 g，白砂糖10 g（可不放）。

做法：①将南瓜洗净，去皮和子，切块，蒸熟备用。②在搅拌机中放入蒸熟的南瓜、牛奶、淡奶油、盐。③打成浓浓的糊糊就成功了，可以根据自己喜好决定要不要再加糖。

> **懒人窍门**：南瓜可以提前处理好，这样可以省去处理的时间。

第五节
方便快捷的幸福晚餐

素三鲜水饺

准备时间：2小时。

烹调时间：20分钟。

材料：面粉500 g，鸡蛋3个，韭菜150 g，胡萝卜100 g，虾仁、水发木耳各50 g，生抽、盐各6 g，香油1 g。

做法：①将面粉和成面团，醒面。②把鸡蛋打散炒熟，切碎备用。虾仁切碎；韭菜、水发木耳洗净，切末；胡萝卜擦丝并切末。③将虾仁、鸡蛋、木耳、韭菜加上述调料拌匀，制成馅料。

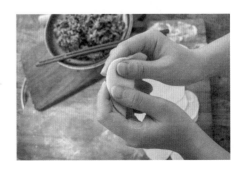

④揉搓面团成长条，切成小剂子，擀皮。⑤包入馅料做成饺子。⑥锅中加水烧开，下饺子煮开，添3次水，至完全熟透，捞出即可。

成功·小·秘诀： 面团要醒发到位，这样做成的饺子皮才会光滑有韧性。

家常饼

准备时间：2.5小时。

烹调时间：20分钟。

材料：面粉260 g，温水180 g，盐3 g，食用油适量。

做法：①将面粉倒进大一点的盆子里，一手拿筷子，一手缓慢将温水一点点的加入面粉中，边加水边将面粉搅拌成棉絮状，随后揉成团从盆中取出，放在案板上，再次将面团揉至光滑，盖保鲜膜或湿布，醒面约10分钟。②醒好后，用擀面杖擀成大片状，然后淋上食用油，油量以大约可以覆盖整张饼为宜，将油均匀地涂抹在面片的每个角落。③抹好油之后，撒少许盐，将面片卷成卷状，将卷好的面一切为二，团成球形，然后擀成适合锅子大小的圆形饼坯。④中小火热锅，将擀好的饼坯放入，盖上锅盖，注意烙饼过程中勤翻面。⑤烙至两面金黄就可以出锅了。

成功·小·秘诀： 卷面卷的时候可以提起面片的一边，边向上边提拉，边卷。也就是提一下、卷一下，卷好后捏紧边缘、两头，防止漏油。

萝卜素煎包

准备时间：2小时。

烹调时间：20分钟。

材料：白萝卜1个，胡萝卜1根，鸡蛋2个，饺子皮250 g，盐3 g，淀粉5 g，黑芝麻、小葱、胡椒粉、蚝油、香油适量。

做法：①将白萝卜和胡萝卜擦丝，放少许盐；鸡蛋打散炒熟备用。②萝卜丝挤干水分，切碎，和鸡蛋一起放到盆中，放调味品调味。③把饺子皮用擀面杖擀薄，放入馅料，包成小包子。④平底锅中放少量油，把小包子放进去，煎至底部上色，再加入较稀的水淀粉，水淀粉盖住包子的一半就可。⑤盖住盖子，中大火煮到水分吸收，淋上一点食用油，然后撒上黑芝麻、小葱，就可以出锅了。

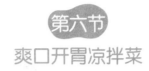

第六节
爽口开胃凉拌菜

五彩拼盘

准备时间：20分钟。

烹调时间：20分钟。

材料：菠菜100 g，胡萝卜1根，豆腐皮1张，木耳（干）10 g，粉丝1把，蒜泥一勺，金针菇100 g，大葱、醋、生抽适量，盐2 g。

做法：①将木耳、豆腐皮、胡萝卜分别清洗干净切丝，金针菇用盐水泡几分钟切去根部，木耳提前泡发。②汤锅烧开水关火，放入粉丝泡5分钟，捞出沥干水分。③用炒锅烧开水，加入少许盐和油，分别放入菠菜、豆腐丝、金针菇、胡萝卜丝、木耳丝焯水后过凉水并挤干水分。④在锅中放油，炒香蒜泥。⑤把所有食材放到大盆里，放入葱花、醋、生抽、盐和炒香的蒜泥，搅拌均匀就可以装盘了。喜欢吃香菜的还可以放上一小把香菜。

凉拌鸡丝

准备时间：20分钟。

烹调时间：10分钟。

材料：香菜3根，姜5片，白糖3 g，白芝麻5 g，生抽半勺，蒜3瓣，鸡胸肉200 g，葱适量。

做法：①将鸡胸肉洗净，煮熟。②煮好的鸡胸肉放冰水泡一会放凉，然后用手撕成丝。③葱、姜切丝，蒜切成末，和撕好的肉一起拌入调味料即可。

成功·小·秘诀： 怕鸡胸肉没煮熟的话可以关火后再闷一会。

卤猪蹄

准备时间：10分钟。

烹调时间：3小时。

材料：猪蹄500 g，老抽、料酒各15 g，盐3 g，葱花、姜丝、蒜瓣、干辣椒、大料、花椒、香菜各5 g，冰糖20 g。

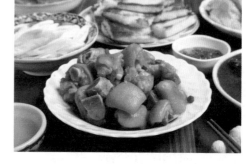

做法：①将猪蹄洗净，竖砍两半，沸水焯烫，过凉沥水。②热锅下油，加冰糖，小火熬至颜色发黄。③在锅中加入适量水；放入葱花、姜丝、花椒、蒜瓣、大料、干辣椒、老抽、料酒、盐，再放入猪蹄煮2～3个小时，待猪蹄熟透后捞出，晾凉。④将晾凉的猪蹄剁成小块，加入葱花、香菜即可。

懒人窍门： 可以一次多做几个卤猪蹄，放到冰箱冷冻起来，不过吃的时候一定要先热透了再晾凉吃。

盐水虾

准备时间：10分钟。

烹调时间：15分钟。

材料：鲜虾500 g，盐3 g，葱段、姜片、料酒、花椒各5 g。

做法：①将鲜虾剪去虾须，洗净备用。②在锅中倒入适量清水，放入上述所有调料，大火煮沸，撇去浮沫后放入虾煮熟，捞出，晾凉。③剩下的汤去掉葱段、姜片、花椒，冷却后将虾倒回原汤浸泡入味。食用时，将虾摆盘，淋上少许原汤即可。

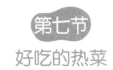

第七节
好吃的热菜

鱼香肉丝

准备时间：10分钟。

烹调时间：5分钟。

材料：猪里脊肉丝200 g，莴笋丝50 g，水发木耳丝25 g，胡萝卜丝30 g，鸡蛋清1个，蒜片、泡椒末、料酒各10 g，葱花、豆瓣酱各20 g，酱油3 g，姜丝、白糖、醋、水淀粉适量。

做法：①将少许泡椒末、蛋清与部分水淀粉制成蛋清浆。②将白糖、醋、料酒、酱油、水淀粉调成味汁；肉丝加蛋清浆、植物油拌匀。③锅内倒油烧热，炒香泡椒末、豆瓣酱后下肉丝煸炒，下莴笋丝、胡萝卜丝、木耳丝、姜丝、葱花、蒜片炒香，下味汁炒匀即可。

> **成功·小·秘诀**：在猪肉上洒点水，切丝时可以不粘刀。

土豆红烧肉

准备时间：15分钟。

烹调时间：1小时。

材料：五花肉300 g，土豆块250 g，料酒、酱油、醋各15 g，葱末、姜片各10 g，香菜段、白糖、盐各5 g，花椒2 g。

做法：①将五花肉洗净、切块，焯烫。②在锅内倒油并烧至六成热，爆香葱末、姜片、花椒，放五花肉块、酱油、醋、料酒、白糖、盐翻炒，再将炒好的食材倒入砂锅中，加水烧开，转小火炖50分钟，加土豆块炖至熟软，收

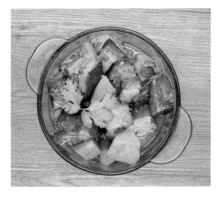

汁，撒香菜段即可。

西葫芦虾皮炒鸡蛋

准备时间：5分钟。

烹调时间：5分钟。

材料：西葫芦250 g，鸡蛋2个，虾皮3 g，葱花5 g，盐2 g。

做法：①将鸡蛋洗净，打散。②将西葫芦洗净，切片。③锅置火上，放油烧热，下蛋液炒至表面焦黄，铲出。④锅中再次放油烧热，爆香葱花，放入虾皮和西葫芦片，炒至西葫芦出汁时，放盐和炒好的鸡蛋，翻炒均匀即可。

白灼芥蓝

准备时间：5分钟。

烹调时间：5分钟。

材料：芥蓝250 g，葱5 g，盐3 g，酱油 2 g，橄榄油适量。

做法：①将芥蓝洗净，放入沸水中焯熟捞出，盛于盘中；将葱切成葱丝备用。②将盐、酱油调成汁，淋在芥蓝上，然后撒上葱丝。③锅中加入适量橄榄油，中火烧至六成热，将热油浇在盘中即可。

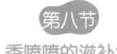

第八节
香喷喷的滋补汤

番茄排骨汤

准备时间：10分钟。

烹调时间：30分钟。

材料：排骨300 g，番茄2个，蟹味菇100 g，盐、姜片、料酒、番茄酱各适量。

做法：①将排骨用清水浸泡，去血水，然后冷水下锅焯水。②把番茄沸水烫过后去皮，切块。③将排骨放入汤锅中，加适量开水，放姜片、料酒，炖至烂熟，加入番茄。④依次放入蟹味菇、番茄酱、盐，再炖至番茄软烂即可。

西湖牛肉羹

准备时间：20分钟。

烹调时间：10分钟。

材料：牛瘦肉100 g，豆腐100 g，干香菇5 g，鸡蛋清1个，香菜末、水淀粉各10 g，盐、料酒、白糖、胡椒粉、香油各适量。

做法：①将牛瘦肉洗净，剁末，沸水焯烫；干香菇泡发，去蒂，洗净，切粒；豆腐洗净，切丁。②锅置火上，倒入适量水煮开，放入牛肉、豆腐、香菇、料酒，小火煮2分钟。③开锅后加盐调味，调好水淀粉，开大火边搅拌边倒入水淀粉，至汤稍浓稠时，转中火加蛋清，边加边搅拌，最后放入白糖、胡椒粉、香菜末、香油，拌匀即可。

成功·小秘诀：将牛肉末提前过水，可去浮沫。也可直接冷水入锅，水开后撇去浮沫。

鲫鱼丝瓜汤

准备时间：10分钟。

烹调时间：30分钟。

材料：鲫鱼两条，丝瓜200 g，料酒、姜片各5 g，盐4 g，胡椒粉1 g。

做法：①将鲫鱼处理干净；丝瓜去皮，洗净，切段。②将鲫鱼略煎一下，锅中加适量开水，水开后将丝瓜、姜片一起放入，再倒入少许料酒。③大火煮至汤白时，改用小火慢炖至鱼熟，加盐、胡椒粉调味即可。

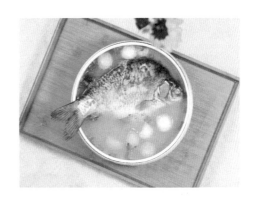

成功·小秘诀：想要汤白，关键是一定要放开水，也可以放上两个煎蛋，这样都能让汤色白味浓。

蛤蜊菌菇汤

准备时间：2小时。

烹调时间：8分钟。

材料：蛤蜊200 g，茶树菇100 g，蟹味菇100 g，盐3 g，食用油适量。

做法：①将蛤蜊用淡盐水泡两个小时，然后清洗干净备用。②将菌菇清洗干净，择去老蒂头，菌把较长的切小段。③在锅中倒少量食用油，将菌菇炒至瘪掉并出水时，加入两大碗开水，将菌菇用大火煮上3分钟之后，将蛤蜊放入。④待大火烧开，看到蛤蜊张开，加入盐调味，就可以出锅了。

牛肉萝卜汤

准备时间：10分钟。

烹调时间：2小时。

材料：牛腩150 g，萝卜200 g，葱半根，姜3片，盐3 g，白胡椒粉适量。

做法：①将牛腩切成大块，放入冷水中煮沸，水沸时撇去浮沫，捞出牛腩。②在锅中倒油烧热，放入葱姜炒香，再放入焯过水的牛腩块翻炒均匀，倒入足量热水，撒少许白胡椒粉，水开后小火煮60分钟。③萝卜去皮切大块，倒入锅中，继续煮30分钟至萝卜完全透明，加盐调味即可。

酸辣汤

准备时间：10分钟。

烹调时间：15分钟。

材料：猪里脊肉50 g，冬笋50 g，鲜香菇30 g，胡萝卜30 g，嫩豆腐50 g，鸡蛋1个，生抽1.5勺，醋1勺，白胡椒粉、淀粉适量。

做法：①将食材清理干净，香菇、冬笋、胡萝卜和里脊肉切丝。里脊肉丝用蚝油和料酒抓匀腌制，嫩豆腐切细条，鸡蛋打散备用。②锅烧热放油，温油滑炒至肉丝表面变色，盛出。③用锅中剩余的油煸炒冬笋丝、胡萝卜丝和香菇丝后，放入刚炒好的肉丝，再倒入一大碗清水，加入一勺半生抽，烧开后小火煮2分钟，倒入豆腐丝，煮开转小火。④把淀粉用水调开，中火保持锅中滚开状态，缓缓倒入水淀粉，边倒边推匀直至锅中汤呈稍黏稠状即可，再将打散的蛋液缓缓淋入锅中，用汤勺推动，使蛋液形成漂亮的蛋花。⑤沿着锅边倒入一勺香醋，撒入稍多量的白胡椒粉，用汤勺推匀，撒上葱花出锅即可。

第九节

百味营养粥

奶香麦片粥

准备时间：30分钟。

烹调时间：10分钟。

材料：牛奶1袋（约250 g），燕麦片50 g，白糖10 g。

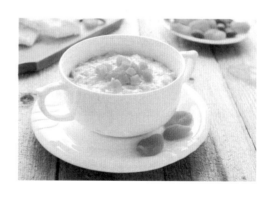

做法：①将燕麦片放入清水中浸泡30分钟。②锅置火上，放入适量清水用大火烧开，加燕麦片煮熟，关火，再加入牛奶拌匀，最后调入白糖拌匀即可。

葱花牛肉粥

准备时间：30分钟。

烹调时间：20分钟。

材料：白粥适量，牛肉50 g，盐2 g，姜丝、淀粉、葱花、酱油适量。

做法：①牛肉切小薄片，加入生粉、盐、酱油腌制30分钟以上。②煮好白粥，粥熟后加入切好的姜丝。③把腌制好的牛肉放入白粥内煮，并且不断搅拌白粥，牛肉熟后加盐、葱花即可出锅。

生滚鱼片粥

准备时间：10分钟。

烹调时间：10分钟。

材料：草鱼肉50 g，大米50 g，料酒、香菜段、葱花、姜片各5 g，鸡蛋1个取蛋清，盐3 g，淀粉10 g。

做法：①将草鱼肉洗净，切成片，放入碗中，用鸡蛋清、盐、料酒、淀粉上浆；大米淘洗干净。②在锅内倒油烧热，爆香葱花、姜块后倒入清水、料酒烧沸，下大米煮沸，用小火熬至粥熟。③加入草鱼片滚熟至变色，用盐调味，拣去姜块，撒上香菜段即可。

桂花栗子粥

准备时间：4小时。

烹调时间：40分钟。

材料：栗子50 g，糯米75 g，糖桂花5 g。

做法：①将栗子去壳，洗净，取出栗子肉，切丁；糯米洗净，浸泡4小时。②在锅内加适量清水煮沸，放入糯米，用大火煮沸后转小火熬煮30分钟，加栗子肉丁，煮至粥熟，撒上糖桂花。

菠菜皮蛋粥

准备时间：5分钟。

烹调时间：30分钟。

材料：大米50 g，皮蛋1个，菠菜150 g，姜片2片，盐2 g，香油少许，葱花适量。

做法：①将大米淘净，加少量花生油和姜末煮粥。②把菠菜洗净焯水去草酸后切碎，皮蛋切小块，香葱切葱花。③粥煮好后放入皮蛋和菠菜，再次煮开后调入盐、少量香油、葱花即可食用。

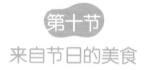

第十节
来自节日的美食

春节——被赋予浓浓年味的红豆年糕

准备时间：24小时。

烹调时间：15分钟。

材料：红豆100 g，红糖60 g，盐1 g，糯米粉150 g，黏米粉150 g适量。

做法：①将红豆提前泡一夜，加入400 g水中，中火煮开后，转小火煮5分钟，关火闷一小时；再开火煮开，5分钟后关火闷一小时，倒出红豆汤晾凉备用。②红豆中留少许水，加入红糖和盐制成蜜红豆，用中小火煮至糖化水干即可。③把粉类混合，如果喜欢吃甜年糕，这时可以把红糖先倒入100 g红豆汤中搅拌到融化，然后再与粉类混合。④加入蜜红豆轻轻搅拌一下，注意避免弄破红豆，再将之倒入铺好油纸的模具中，中火蒸50分钟。⑤蒸好后自然放凉，去油纸，刷上熟油，用保鲜膜包好，随吃随取。

> **成功·小·秘诀**：年糕可以多蒸一会，不要夹生再回火。装盘时可在年糕上撒一些果脯丝或者丁，既好看又好吃。

元宵节——会跳舞的核桃汤圆

准备时间：30分钟。

烹调时间：8分钟。

材料：汤圆粉200 g，温水170 ml，核桃仁80 g，白糖60 g，猪油30 g。

做法：①将核桃仁去皮洗净，沥干水，晾干，再炒熟，自然冷却，放入研磨机中磨成核桃粉。②在核桃粉中加入白糖和猪油并混合均匀，罩上保鲜膜，放入冰箱冷藏。③取出冷藏好的核桃粉，等分成12份，逐个团成球形，制成馅料块。④把汤圆粉倒入面盆中，淋入温水并搅拌均匀，揉成表面光滑且软硬适中的面团，盖上保鲜膜，饧发10~15分钟。⑤将饧发好的面团搓成长条，等分成12份，搓圆，捏成酒盅状，每一份放入1块馅料，收口，搓圆。⑥锅置火上，倒入适量清水并用大火烧开，下入汤圆用小火煮至浮起，淋入少许冷水再煮至浮起即可。

成功·小·秘诀：汤圆皮不能太厚，否则不容易煮熟，而且口感也不好。

立春——咬春之饼

准备时间：30分钟。

烹调时间：20分钟。

材料：面粉250 g，鸡胸肉100 g，绿豆芽200 g，胡萝卜50 g，扇贝肉60 g，韭菜100 g，清水200 g，盐3 g，酱油、白糖、料酒各5 g，葱花、姜片、蒜片适量。

做法：①将面粉、盐放于盆中加水拌匀，揉成面团，醒发10分钟。②把面团搓成长条，分成小剂子后搓圆按扁，盖上湿布醒发5分钟。③取2个剂子，在每个剂子单面抹油，撒上干面粉，叠放，盖湿布醒发5分钟后擀薄成饼坯。④将饼坯用平底锅小火烙至两面微黄。⑤将鸡胸肉煮熟，切丝；胡萝卜洗净，切丝；扇贝肉洗净，切丁；韭菜洗净，切段；绿豆芽择洗干净。⑥热锅下油，放入葱花、姜片、蒜片爆香，再放入熟鸡胸肉丝、胡萝卜丝、料酒翻炒1分钟，然后放入绿豆芽、韭菜、扇贝丁、盐、白糖、酱油，快速翻炒至韭菜变色，调匀制成馅料。⑦用春饼卷起馅料即可。

端午节——皮儿里裹着香的豆沙粽

准备时间：1小时。

烹调时间：5小时。

材料：糯米300 g，葡萄干50 g，红豆沙100 g，粽叶1包，蜜枣适量。

做法：①将400 g粽叶洗净，放入锅中加清水煮软，捞起沥水，备用。②将糯米淘洗干净，沥水，备用。③将红豆沙装入碗内，蒸软取出，蜜枣去核；葡萄干洗净，沥水。④取3张粽叶，毛面相对，先放入1/3糯米，加入蜜枣、葡萄干、红豆沙，再放入2/3糯米包成三角形粽子，用绳子扎紧。⑤将包好的粽子放入锅内，加入清水用旺火蒸约2小时，再用小火焖约3小时即可食用。

> **成功·小·秘诀**：捆扎粽子一定要结实，这样蒸熟的粽子才有口感。

中秋节——象征团圆的冰皮月饼

准备时间：50分钟。

烹调时间：20分钟。

材料：糯米粉250 g，白糖20 g，牛奶250 ml，黄油30 g，豆沙馅200 g。

做法：①将豆沙馅等分成若干份；糯米粉倒入大碗中，放入蒸锅，水开后蒸30分钟，取出晾凉。②将糯米粉装入保鲜袋，隔袋擀散结块，取50 g糯米粉留用。③汤锅置火上，放入牛奶、白糖、黄油，小火加热至白糖、黄油熔化，将之淋入糯米粉中搅拌均匀，然后将糯米粉揉成面团，盖保鲜膜静置40分钟。④将面团搓长条，等分成与豆沙馅相同的份数，逐一取面团搓圆、按扁、擀薄、包豆沙馅，再团成圆形，放入月饼模具中轻压成型，然后脱模，放入冰箱冷冻20分钟即可。

> **成功小·秘诀**：揉好的面团静置一段时间，月饼外皮口感会更细腻。

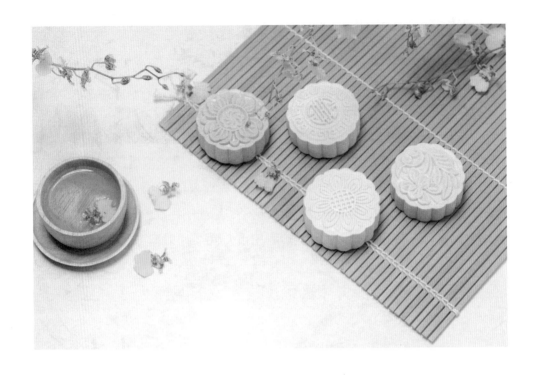

腊八节——五谷与干果聚会的腊八粥

准备时间：3小时。

烹调时间：2小时。

材料：大米、小米、糯米、大黄米、糙米各15 g，黑米、薏米、燕麦、大麦仁、高粱米、芡实、莲子、绿豆、赤豆各10 g，去壳菱角15 g，葡萄干、花生米、桂圆肉、腰果、红枣各15 g，栗子50 g。

做法：①米类和豆类分别淘洗干净，糯米、糙米、大麦仁、高粱米、薏米、绿豆、赤豆分别浸泡3小时。②芡实、莲子、菱角洗净后，放入高压锅中加适量水煮开，加盖小火煮30分钟关火，闷5分钟。③把煮好的芡实等再和黑米、燕麦、大麦仁、薏米、高粱米、赤豆、绿豆、大米、小米、糯米、大黄米、糙米一起煮开，加盖转小火煮30分钟，再放入花生米、腰果、葡萄干、红枣、栗子、桂圆肉用勺子搅匀，小火煮20分钟关火，闷10分钟即可。

第七章

食补特色早晚餐

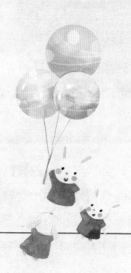

营养均衡，身体强壮

三餐定时定量

三餐定时定量可使大脑皮层里的摄食中枢形成优势兴奋灶，使消化系统形成有规律的活动，以促进消化吸收。

食物巧搭配，补钙效果好

含钙高的食物最好和含优质蛋白质或维生素C、维生素D的食物搭配起来食用，能帮助钙质吸收，也能促进钙沉积在骨骼中。

保证营养均衡，不偏食、不挑食

在日常饮食中，各种粮食、水果、蔬菜、鱼类、肉类、蛋类、奶类等都要吃，不能只偏爱某一种食物。偏食容易造成营养素缺乏，如缺少蛋白质会影响组织的形成，缺少脂肪会导致能量供应不足，缺少维生素A会导致视力发育不良等。此外，父母要对儿童做出正确的引导。要保证儿童不偏食，首先家长自己就不能偏食。

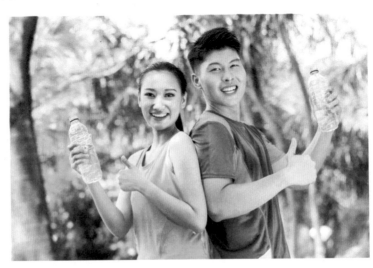

清淡少盐，多喝白开水

为了保护儿童娇弱的消化系统，预防偏食、挑食等不良习惯，儿童的饮食应该清淡、少盐、少油。此外，儿童的新陈代谢旺盛，活动量大，对水分的需求量也非常大，每天要喝足量（800～1300 ml）的水。白开水是最好的选择，应少喝或不喝含糖饮料，不喝含酒精饮料。运动量大时可以在白开水中加少量盐分，以保证电解质平衡。

让儿童远离垃圾食品

垃圾食品普遍高油、高糖，所含能量偏高，但是其他营养素含量却不高，吃多了还会影响儿童对其他营养物质的吸收，从而不利于儿童的身体健康发育。而且垃圾食品口味偏重，长期食用的话儿童容易养成口味重的饮食习惯，还容易形成挑食习惯。

多吃健骨增高的食物

鱼类、瘦肉、新鲜水果蔬菜（如胡萝卜、菠菜等）、蛋类、牛奶、虾皮、排骨、海带、紫菜、豆制品以及动物内脏等，富含蛋白质、矿物质、维生素，具有健骨增高功效，有利于儿童身高的增长。

儿童每天应吃的5类食物

儿童每天应吃的5类食物有主食、动物性食物、豆类、蔬果、各类调味品，具体食物和食用理由见表7-1。

表7-1　儿童每天应吃的5类食物

类别	食物	食用理由
主食	米饭、馒头、面条、玉米、红薯、全谷物、杂豆等	主要提供碳水化合物、蛋白质和B族维生素
动物性食物	肉、鱼虾类、蛋、奶及奶制品	主要提供蛋白质、脂肪、矿物质、维生素A和B族维生素
豆类	大豆及其制品	主要提供蛋白质、脂肪、矿物质、膳食纤维和B族维生素
蔬果	新鲜水果、蔬菜	主要提供膳食纤维、矿物质、维生素C、胡萝卜素、维生素E
调味品	食用油每天25～30 g、糖10～20 g为宜，不可过多	给食物增香增色，提供能量

早餐小推荐

紫薯双色花卷+水果杏仁豆腐羹+火龙果牛奶

紫薯双色花卷既开胃又能补充碳水化合物；水果杏仁豆腐羹生津止渴助消化，还能补充维生素；火龙果牛奶补钙健骨。所以此套餐能促进儿童生长发育。

水果杏仁豆腐羹

材料：西瓜、香瓜各40 g，水蜜桃 35 g，杏仁豆腐50 g，白糖少许。

做法：西瓜、香瓜取果肉去籽，切丁；水蜜桃洗净，切丁；杏仁豆腐切丁。碗中倒入适量开水，加白糖调味晾凉。糖水中加入西瓜丁、香瓜丁、水蜜桃丁、杏仁豆腐丁即可。

火龙果牛奶

材料：火龙果一个，牛奶250 ml。

做法：火龙果去皮，果肉加牛奶，一同倒入搅拌机，搅成糊状即可。

快速早餐

晚上提前蒸好花卷，清洗食材，沥水，与买好的杏仁豆腐、牛奶一起放入冰箱保鲜。早上起来先把头天晚上蒸好的紫薯双色花卷放入蒸锅中热一下。蒸花卷的同时可以做水果杏仁豆腐羹和火龙果牛奶，做完的同时紫薯双色花卷也热好了。

还可以吃什么？

推荐套餐一：黄瓜炒虾仁+牡蛎煎蛋+小笼包+五谷豆浆。

推荐套餐二：果仁拌菠菜+韭菜鸡蛋包+皮蛋瘦肉粥。

推荐套餐三：腰果西芹+金针鸡丝+紫菜虾皮汤+全麦面包片。

外带10点加餐：酸奶。

外带15点加餐：梨。

晚餐小推荐

坚果蔬菜沙拉+肉末豆腐+虾皮丝瓜汤+玉米面发糕

坚果、豆腐、虾皮都可以补钙，能够健骨增高；蔬菜和玉米面发糕中含丰富膳食纤维，能使儿童排便更通畅。

坚果蔬菜沙拉

材料：坚果15 g，生菜150 g，胡萝卜50 g，西蓝花100 g，苦菊50 g，青红椒50 g，沙拉酱适量。

做法：将坚果切碎，蔬菜洗净备用。西蓝花掰小块焯水，胡萝卜切片，青红椒切丝，生菜、苦菊改刀。蔬菜放到大盆里，放上坚果碎，淋上适量沙拉酱，拌匀即可。

肉末豆腐

材料：豆腐150 g，猪肉30 g，盐2 g，酱油10 g，芝麻油少许，蒜末、葱花各3 g。

做法：豆腐切成小块，撒盐，滤水。热锅烧油，放入蒜末葱花爆香，炒熟肉末。将豆腐加入酱油、盐，用小火加热，加热时要将热汤浇在豆腐上，使其上下均匀受热，煮好后淋入芝麻油，盛在盘中即可。

快速晚餐

分别在两个灶眼上蒸发糕、做汤；利用这段时间洗青菜，切碎坚果、切丝瓜、切豆腐，制调味汁；水开后煮虾皮丝瓜汤；利用这段时间做蔬菜沙拉。汤好之后，烧肉末豆腐，这时发糕也熟了，一起上桌开吃吧。

还可以吃什么？

推荐套餐一：香芹豆干+香菇胡萝卜+番茄汁大虾+韭菜猪肉水饺。

推荐套餐二：炝拌海蜇+土豆烧茄子+芋头烧鸡+白菜豆腐汤+红薯饭。

推荐套餐三：松仁玉米+黄瓜虾仁+莲藕排骨汤+紫米窝头。

第二节

提高免疫力，让孩子少生病

儿童免疫力低下的表现

儿童免疫力低下主要有以下表现：

①很容易感冒，天气稍微变冷来不及加衣服就打喷嚏，而且感冒后要过好长一段时间才能好。

②伤口容易感染，身体哪个部位不小心被划伤后，伤口会红肿，甚至流脓。

③儿童长得不壮，容易过敏，对环境的适应能力较差，尤其是在换季的时候。

④儿童长得不快，智力发育水平低，反应慢。

⑤儿童长得不高，个子较矮，身体发育有些迟缓。

全面均衡地摄入营养

健全的免疫系统能抵抗多数细菌和病毒，使儿童远离疾病。儿童的免疫力除了取决于遗传基因外，还受饮食的影响，因为有些食物的成分能够增强免疫能力。这就要求全面均衡地摄入营养，人体缺少任何一种营养素都会出现这样或那样的疾病，所以，营养均衡才能保证儿童的免疫力。给儿童吃的食物种类一定要丰富多样，肉类、蛋类、新鲜蔬菜水果品种尽可能多样，少吃各种油炸、熏烤、过甜的食物。

蛋白质是抗体的构成成分

儿童抵抗能力的强弱，与抵抗疾病的抗体多少有关，而蛋白质是抗体、酶、血红蛋白的重要构成成分。当儿童缺乏蛋白质时，抗体合成减少，进而使免疫力下降，还会使儿童生长发育迟缓。在给儿童补充蛋白质时，应尽量选择奶制品、豆类、坚果、鱼类等，这些食物所含蛋白质中的氨基酸比例与人体的蛋白质相似，可以更好地补充身体所需。

适当补充锌、硒

锌是生长发育的必需物质，常被誉为"生命的火花"，儿童的生长和发育都离不开它。锌能维持细胞膜的稳定和免疫系统的完整性，提高人体免疫功能。儿童每天锌的需要量为10 mg左右，可选择食用牡蛎、扇贝、虾等海产品。

硒能提高人体的免疫功能，增强人体对疾病的抵抗能力，并加强淋巴细胞的抗癌能力。锌可从贝壳类海产品、红肉、内脏以及蛋类、谷物胚芽、花生等食物中摄取。

坚持运动和锻炼

不论在什么季节，都应该鼓励儿童多参加运动，增强体质。锻炼身体可以加快儿童的新陈代谢，增进儿童的食欲，并有助于儿童睡眠。充足的睡眠时间、和睦的家庭氛围、不随便使用抗生素，都对提高儿童的免疫力大有益处。

能提高免疫力的营养素

能提高免疫力的营养素包括维生素A、维生素C、维生素B_5、维生素B_6和锌，它们的功效和食物来源见表7-2。

表7-2 提高免疫力的营养素功效与食物来源表

营养素	功效	食物来源
维生素A	能促进糖蛋白的合成,增强呼吸道上皮细胞抵抗力,增强儿童免疫力	动物肝、鱼肝油、奶类和蛋类
维生素C	增强白细胞的战斗力,增强儿童免疫力	青椒、黄瓜、花椰菜、小白菜、鲜枣、梨、橘子
锌	促进儿童生长发育与机体组织再生,帮助儿童提高自身免疫力,并参与维生素A的代谢	瘦肉、贝壳类海产品、动物肝、蛋、莲子、花生、谷物胚芽
维生素B5	能够参与合成抗体,抵抗传染病	肝脏、肉类、蘑菇、鸡蛋、坚果、大豆粉、小麦粉
维生素B6	能够促进蛋白质的消化、吸收,提高蛋白质的利用率	鸡肉、鱼类、豆类、谷类、核桃、蛋黄、香蕉、卷心菜

早餐小推荐

肉末蒸茄子+虾仁蒸蛋+黄豆饭+小黄瓜

茄子中的膳食纤维、花青素和维生素C含量较高;黄瓜富含维生素C、钾,对提高儿童免疫力有很大帮助;肉末、鸡蛋、虾仁、黄豆可以补充蛋白质;米饭可以为儿童提供身体必需的碳水化合物。

肉末蒸茄子

材料:猪肉末80 g,茄子200 g,酱油、盐、葱末、植物油各适量。

做法:热锅下油,放入肉末煸炒至断生,加盐、葱末、酱油翻炒。茄子切厚片,中间划几刀,把炒好的肉末倒在茄子上,缝隙里面也要填上。放蒸锅里蒸,上汽后继续蒸10分钟即可。

虾仁蒸蛋

材料:鸡蛋60 g,虾2只,盐2 g。

做法:将鲜虾去壳、虾线,再从虾仁后背片开。把鸡蛋打散,加适量水和少许盐调味。把片开的虾仁放到蛋液里。放入蒸锅中,蒸8～10分钟即可。

快速早餐

前一晚将干黄豆洗净后浸泡；炒肉末，加入调味料拌匀，放入冰箱冷藏。早上起来先把黄豆与大米一起倒入电压力锅中蒸。然后按顺序做肉末蒸茄子和虾仁蒸蛋，最后洗上两根小黄瓜，准备开饭吧！

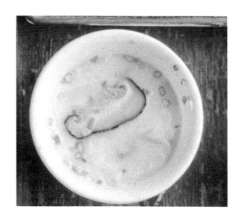

还可以吃什么？

推荐套餐一：香芋饭+酱焖豆腐+水煮蛋+鲜橙汁。

推荐套餐二：生滚鱼片粥+洋葱木耳+花卷+柚子。

推荐套餐三：豆沙包+花生米拌芹菜+五谷豆浆+香瓜。

外带10点加餐：酸奶。

外带15点加餐：坚果。

晚餐小推荐

红豆粥+奶汁娃娃菜+土豆炖牛肉+双色萝卜丝

萝卜富含β胡萝卜素和维生素C，可以提高儿童的免疫力；土豆含有丰富的碳水化合物，能代替部分主食，不会增加能量负担；富含膳食纤维的娃娃菜能使儿童肠道更通畅。

奶汁娃娃菜

材料：娃娃菜250 g，牛奶适量、葱花、盐、水淀粉、植物油各适量。

做法：炒锅置火上烧热，倒入植物油，炒香葱花，放入娃娃菜。淋入适量牛奶烧开，加盐调味，最后用水淀粉勾芡即可。

土豆炖牛肉

材料：土豆150 g，牛肉100 g，蚝油、酱油、葱、盐、姜、植物油各适量。

做法：将牛肉洗净切块，姜切片，葱切段。牛肉冷水下锅，加少量葱姜（剩下的过会儿用）及料酒，大火烧开，捞出牛肉，除去血沫及杂质。另起锅，热锅加油，加入葱姜，炒出香味。加入蚝油和酱油，然后迅速倒入焯好水的牛肉翻炒。翻炒一段时间后，倒入足够多的开水和少量料酒，先大火炖煮10分钟，再加盖改小火炖煮约1小时。加入处理好的土豆块，炖至土豆软面，放适量盐，收汁出锅（牛肉可以提前炖好，吃的时候再炖土豆）。

快速晚餐

提前清洗食材，沥水后放入冰箱冷藏；牛肉提前炖好，放入冰箱冷藏。完成烹调前的准备工作，将红豆粥用电饭锅熬上后，按顺序将奶汁娃娃菜、土豆炖牛肉、双色萝卜丝做好就可以开饭啦。

还可以吃什么？

推荐套餐一：鸡蛋大虾沙拉＋红烧带鱼段＋蛤蜊豆腐汤＋糙米饭。

推荐套餐二：木耳洋葱＋清蒸鳕鱼＋干烧牛肉＋虾皮蛋花汤＋馒头。

推荐套餐三：葱爆牛肉＋尖椒炒茄子＋清炒油麦菜＋豆浆蒸饭＋蒸红薯。

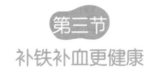

第三节
补铁补血更健康

含铁食物巧搭配，促进铁吸收

动物性食物一般均含有铁，植物性食物一般均含有维生素C，因为维生素C具有促进铁吸收的功能，建议儿童将动、植物性食物同食，这样可增加铁的吸收率。含铁较高的食物有瘦肉、动物肝脏、动物血，其次为菠菜、海带、木耳、香菇等。动物肝、瘦肉和动物血中的铁较容易被儿童吸收。含维生素C丰富的食物有樱桃、橙子、猕猴桃、草莓、香椿、蒜薹、花椰菜、苋菜等。

铁在酸性环境中容易被吸收。番茄、苹果、柑橘、猕猴桃及山楂等，能够增加胃内酸的含量，促进儿童对铁的吸收和利用，更好地让儿童补铁补血。

科学安排食物的结构和配餐

尽量食用多样化食物，菜肴要常变换花样，如主食的米、面，应经常变换食用，能提高食物的营养价值。多食含叶酸、维生素B_{12}、维生素C和果胶的食物，如新鲜水果，能帮助铁的吸收。

补铁补血食材推荐

猪瘦肉：含有丰富的铁，且容易被儿童吸收。

猪肝：含有丰富的铁，且容易被儿童吸收。

血豆腐：含铁丰富且为血红素铁，吸收率高。

菠菜：富含铁，经常吃菠菜的人面色红润，可远离缺铁性贫血。

菠萝：营养丰富，含多种维生素，其中维生素C含量最高，维生素C可促进铁的吸收。

鲜枣：鲜枣中丰富的维生素C可促进铁的吸收。

樱桃：含有丰富的维生素C，而且富含铁和胡萝卜素，果酸、矿物质和钾的含量也很高，是最佳的益血滋养品。

早餐小推荐

鸡蛋饼+青椒拌猪肝+桂圆红枣豆浆+樱桃

猪肝可以补铁补血，青椒富含维生素C，能促进铁吸收，二者绝佳搭配；桂圆红枣豆浆能益心脾补气血。鸡蛋饼可以补充蛋白和碳水化合物。这一套餐既能保证儿童生长所需各类营养素供给，又能补铁补血。

鸡蛋饼

材料：面粉100 g，鸡蛋2个，盐3 g，水 100 ml，油10 ml，香葱3根。

做法：打散鸡蛋，调入盐和水后搅匀。将面粉倒入蛋液里，搅拌成面糊，撒入香葱粒。中火加热平底锅，抹油，倒入一大勺鸡蛋面糊，轻晃锅体，使面糊均匀地向平底锅四周散开。面糊单面定形后，翻面，把另一面也烙熟定形。依次将剩余的面糊煎成蛋饼。

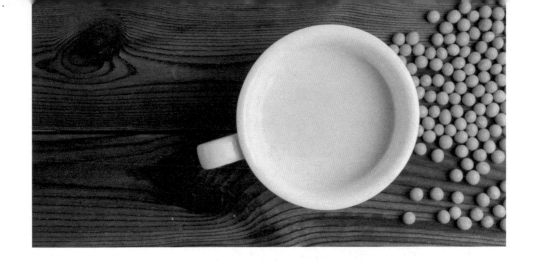

快速早餐

清洗豆子，将豆子放入豆浆机中，加适量清水，浸泡一夜。早上起来先用豆浆机煮豆浆，然后调面糊、烙鸡蛋饼、切青椒、猪肝，洗樱桃。当鸡蛋饼做好上桌后，豆浆也煮好了。

还可以吃什么？

推荐套餐一：粗粮煎饼+香椿鸡蛋+菠菜虾皮汤+猕猴桃。

推荐套餐二：美味葱花卷+凉拌耳丝+核桃红枣粥+草莓。

推荐套餐三：蛋炒饭+酱牛肉+五谷豆浆+西红柿。

外带10点加餐：核桃。

外带15点加餐：无糖酸奶。

晚餐小推荐

猪肝瘦肉粥+金针肥牛+虾仁鱼片炖豆腐+拌青笋丝+黄瓜拌面

金针肥牛、虾仁鱼片炖豆腐有补血明目、补中益气的作用，非常适合贫血和身体虚弱的儿童食用；鸡肉、鱼肉富含优质蛋白；面条可以增加儿童的饱腹感，补充适当的能量。此套餐是专为儿童补铁补血量身打造的。

金针肥牛

材料：肥牛片300 g，金针菇150 g，红尖椒碎15 g，高汤50 g，水淀粉20 g，淀粉8 g，盐4 g。

做法：将肥牛洗净，切薄片，用淀粉、盐拌匀。金针菇去根，洗净。热锅下油，爆香红尖椒碎。加入高汤、肥牛片和金针菇，煮至将熟，调入盐，水淀粉勾芡即可。

虾仁鱼片炖豆腐

材料：鲜虾仁50 g，鱼肉片50 g，嫩豆腐100 g，青菜心150 g，植物油、盐、葱、生姜适量。

做法：将虾仁、鱼肉片洗净；青菜心洗净切段；嫩豆腐洗净切小块；葱、姜洗净切末。热锅下油，葱姜末爆香，锅中加虾仁、豆腐略煎，加适量清水炖煮，再下入鱼片和青菜，煮熟加盐调味即可。

快速晚餐

择洗食材，沥水后放入冰箱保鲜；肥牛洗净，切薄片，用淀粉、盐拌匀。用电饭锅煮上大米粥，完成烹调前的准备工作；然后在七分熟的大米粥中加入拌好的猪肝、瘦肉。按顺序将金针肥牛、虾仁鱼片豆腐、拌青笋丝和黄瓜拌面做好，这时粥也煮好了，可以开饭了！

还可以吃什么？

推荐套餐一：爽口毛肚+酱焖牛肉+平菇菜心+鲫鱼萝卜汤+紫薯饭。

推荐套餐二：核桃拌菠菜+韭菜炒猪血+番茄蛋花汤+玉米面窝头+蒸山药。

推荐套餐三：凉拌海蜇丝+咖喱鸡块+牡蛎煎蛋+红豆粥+素包子。

第四节
健脾开胃，吃饭香、长得壮

饮食调理方法

饮食上，父母要注意变换花样，且要清淡少油腻、细软易消化。可以给儿童吃些能补脾胃助消化的食物，如山药、扁豆等。烹调时，最好把食物制作成汤、羹、糕等，尽量少吃或不吃煎、炸、烤的食物。多给儿童吃些富含胡萝

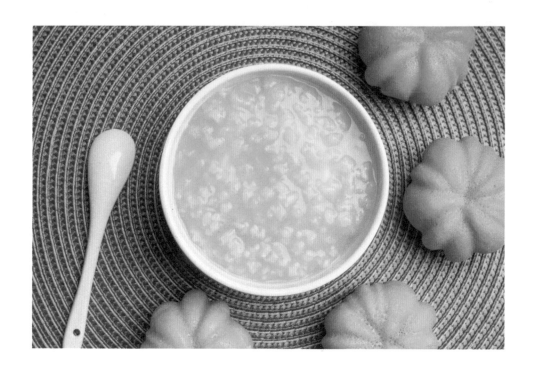

素的食物，如胡萝卜、南瓜、橘子等，以保护呼吸道和胃肠道的黏膜免受病毒或细菌的侵袭，保护呼吸道和胃肠道功能。

忌吃寒凉食物

脾胃最怕寒凉的食物，这个"寒凉"不单单指温度冰冷的食物，还包括食物的属性，像香蕉、西瓜这些都是寒凉的食物，儿童吃多了会影响消化和吸收。因此，脾胃不好的儿童应尽量少吃寒凉的水果，以免伤脾胃。另外，像冰淇凌、雪糕等也要少给儿童吃。

规律进食

定时、定量地进餐，可形成条件反射，有助于消化液的分泌，利于食物消化。要做到每餐食量适度，每日三餐定时，到了该吃饭的时间，不管肚子饿不饿，都应让儿童进食，避免过饥或过饱。

另外，饮食的温度应以"不烫不凉"为宜。儿童吃饭时要让他细嚼慢咽，以减轻胃肠负担，对食物咀嚼次数愈多，随之分泌的唾液也愈多，对胃黏膜的保护作用也愈大。

健脾开胃食材推荐

小米：具有健胃除湿、和胃安眠的功效。

木瓜：含有一种可消化蛋白质的酶（木瓜蛋白酶），有利于身体对食物的消化和吸收。

玉米：维生素含量非常高，具有开胃的作用。

红枣：具有补中益气、健脾胃、增加食欲的功效。

山药：含有淀粉酶、多酚氧化酶等物质，有利于消化吸收。

山楂：可促进胃液分泌和增加胃内消化酶，具有消积化滞的功效。

莲藕：富含维生素C和粗纤维，可助消化、防止便秘。

番茄：富含多种维生素和矿物质，具有增进食欲的功效。

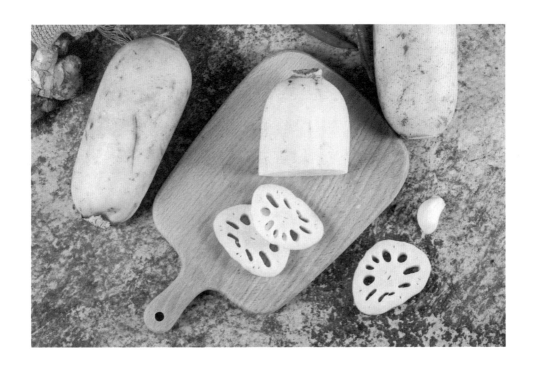

茼蒿豆腐干+蒸蛋+五色疙瘩汤+花卷

茼蒿豆腐干具有健脾胃、助消化的功效；蒸鸡蛋有助于消化；五色疙瘩汤易消化，可健胃；花卷可提供儿童生长所需的碳水化合物。

茼蒿豆腐干

材料：茼蒿300 g，鲜香菇50 g，竹笋尖25 g，豆腐干30 g，色拉油5 g，盐适量。

做法：将茼蒿洗净，放入开水锅中焯烫至半熟，捞出晾凉，挤干水分，切小段；香菇、竹笋洗净切小丁；豆腐干切碎末。炒锅放油烧热，下香菇丁和笋丁炒出香味。倒入豆腐干略炒，加盐炒入味，盛出晾凉。加入茼蒿拌匀即可。

五色疙瘩汤

材料：面粉80 g，番茄1个，油菜2棵，海带苗10 g，色拉油、葱、姜、酱油、香油适量。

做法：将番茄洗净，切小块；油菜洗净，切碎；海带苗用温水泡约5分钟，沥水；葱切碎花；生姜切末。热锅下油，把葱姜炒出香味，放入番茄略炒，加酱油、盐略炒，加适量水烧开。撒入面疙瘩，煮熟。最后加海带苗、油菜略滚，淋香油即可。

快速早餐

提前将食材清洗干净，沥水，与买好的花卷一起放入冰箱冷藏。早上起来先加热花卷并蒸上鸡蛋，然后利用这段时间来处理食材。接下来的时间按照顺序做好茼蒿豆腐干和五色疙瘩汤，就可以一起上桌品尝美味了。

还可以吃什么？

推荐套餐一：芹菜腐竹+山药羹+香蕉牛奶饼+小黄瓜。

推荐套餐二：多味银条+卤鸡肝+荞麦南瓜饼+菠萝。

推荐套餐三：四喜花卷+炝炒胡萝卜鸡丝+大米海参粥+哈密瓜。

外带10点加餐：牛奶。

外带15点加餐：酸奶。

豆豉牛肉+家常茄子+蒜苗炒萝卜+冬瓜虾皮汤+馒头

豆豉牛肉具有补脾和胃、养血益气的功效；蒜苗炒萝卜可以促进消化、增强食欲。

豆豉牛肉

材料：牛肉末150 g，豆豉15 g，鸡汤100 g，酱油3 g。

做法：将牛肉洗净，切成碎末；豆豉用汤匙压烂，加入少许水拌匀。锅置火上，放油烧热，下入牛肉末煸炒，再下入碎豆豉、鸡汤和酱油，搅拌均匀即可。

蒜苗炒萝卜

材料：白萝卜200 g，蒜苗50 g，油5 g，盐3 g。

做法：将白萝卜、蒜苗洗干净，白萝卜切片，蒜苗切段。白萝卜入锅焯水后捞出沥干水。起油锅，把几颗蒜苗入锅煸香后，放入白萝卜，加盐翻炒均匀出锅即可。

还可以吃什么？

推荐套餐一：花生酱鸡丝+腰果百合+苦瓜肉丁+鸡蛋汤+米饭。

推荐套餐二：小白菜炒鸡蛋+茄汁大虾+莲藕排骨汤+玉米面发糕。

推荐套餐三：酸辣胡萝卜土豆丝+清炖鲫鱼+双色菜花+萝卜汤+红糖馒头。

第五节

乌发护发，黑亮的头发人人夸

儿童头发枯黄的原因

甲状腺功能低下、高度营养不良、重度缺铁性贫血、大病初愈等原因会导致儿童体内黑色素减少，使黑发逐渐变为黄褐色或淡黄色。

儿童头发枯黄的饮食对策

1.营养不良性头发枯黄的饮食对策

应注意搭配饮食，改善儿童身体的营养状态。鸡蛋、瘦肉、大豆、花生、核桃、黑芝麻中除含有大量蛋白质，还含有构成头发的主要成分胱氨酸及半胱氨酸，它们是养发护发的最佳食物。

2.酸性体质头发枯黄的饮食对策

儿童头发枯黄与血液中酸性物质增多和进食过多的甜食、肉类有关。应多给儿童吃些海带、豆类、蘑菇、新鲜蔬菜和水果，有利于中和体内酸性物质，改善头发枯黄的状态。此外，不吃早餐和20点以后的宵夜也是造成酸性体质的原因。

饮食加分法则

儿童饮食的加分法则包括：

①让儿童合理地进食，保证营养充分、搭配科学。饮食中要保证豆制品、水果和蔬菜等各种食物的摄入与搭配，含碘丰富的紫菜、海带也要经常给儿童食用。

②多给儿童食用蛋类、豆类或豆制品等富含蛋白质的食物，促进头发健康。

③B族维生素、维生素C含量丰富的食物对儿童头发呈现自然光泽有不可替代的作用，父母可以选择诸如水果、小米等食物给儿童食用。

④甲状腺素能保持头发的光泽度，所以可以适当给儿童添加一些含碘元素多的食物，使得甲状腺素能正常分泌。

不良饮食习惯

影响儿童头发生长的不良饮食习惯主要包括：

①让儿童吃油腻油炸的食物。这类食物可造成头皮油腻，影响头发的正常生长。

②常给儿童吃甜食。吃甜食过多会造成头发稀疏、发质脆弱易断等。

具有乌发护发功能的营养素

具有乌发护发功能的营养素有铁、铜、维生素A、维生素B_1、维生素B_2、维生素B_6和酪氨酸。它们的功效和食物来源见表7-3。

表7-3 乌发护发的营养素功效与食物来源表

营养素	功效	食物来源
铁和铜	能够补血养血。血不亏才能滋养头发，才能使儿童头发乌黑润泽	含铁多的食物有动物肝、瘦肉、血制品、木耳、海带、麻酱等，含铜多的食物有动物肝、虾蟹类、坚果和干豆类等
维生素A	能维持上皮组织的功能正常和结构完善，促进儿童头发的生长	动物肝、鱼肝油、奶油、禽蛋、胡萝卜、菠菜、莴笋、杏仁、辣椒、芒果、西蓝花等
维生素B_1 维生素B_2 维生素B_6	避免儿童的头发发黄发灰	谷类、豆类、干果、动物肝、奶类、蛋类和绿叶蔬菜等
酪氨酸	是头发黑色素形成的基础，如果缺乏，会造成儿童头发黄	鸡肉、瘦牛肉、瘦猪肉、兔肉、鱼及坚果等

早餐小推荐

猪肝摊鸡蛋+凉拌海带丝+紫米粥+麻酱花卷+甜瓜

猪肝摊鸡蛋，可以令头发亮泽、不易折断；海带含丰富的碘和钙，可以使儿童头发黑亮；芝麻、麻酱含有维生素E，B族维生素，多种氨基酸，以及磷、铁等矿物质，可抑制和改善头发变白，让头发乌黑亮丽。

猪肝摊鸡蛋

材料：猪肝50 g，鸡蛋100 g，盐2 g，植物油适量。

做法：将猪肝洗净，用热水焯过后切碎。把鸡蛋打到碗里，放入猪肝碎和盐搅拌均匀。热锅倒油，油烧热后倒入蛋液，将鸡蛋两面煎熟即可。

凉拌海带丝

材料：海带丝（泡发）200g，蒜3瓣，生抽1勺，醋2勺，盐2g，香油1g。

做法：将海带提前泡发，中间勤换水，海带里面的沙子要洗干净。海带开水下锅，煮5分钟后捞出晾凉。蒜瓣切碎，和生抽、醋、盐、香油一起倒入海带丝，拌匀即可。

快速早餐

清洗猪肝、莴笋，沥水后与提前蒸好的花卷放入冰箱保鲜；泡紫米。早上起来先煮紫米粥，顺便热花卷，然后处理食材，再按照顺序做猪肝摊鸡蛋和凉拌海带丝。一切就绪后，切个甜瓜一起上桌。

还可以吃什么?

推荐套餐一：腰果蔬菜沙拉+鸡蛋炒腐竹+香蕉奶昔。

推荐套餐二：枸杞蒸蛋+五色什锦菜+紫菜虾皮汤+玉米馒头。

推荐套餐三：蒜蓉蒸丝瓜+木须肉炒饼+黑豆豆浆。

外带10点加餐：无糖酸奶。

外带15点加餐：核桃。

晚餐小推荐

木耳炒肉+清爽三丝+麻酱花卷+鲫鱼赤豆汤

木耳炒肉营养丰富，能让头发更加浓密；清爽三丝富含胡萝卜素、维生素C等，有利于生发；麻酱可以增加毛发中的黑色素；鲫鱼富含优质蛋白和维生素，具有健脾胃、安神益气、养发护发的效果。

清爽三丝

材料：绿豆芽250g，黄瓜、胡萝卜各50g，白糖、盐、醋、香油适量。

做法：将绿豆芽洗净，胡萝卜和黄瓜分别洗净、去皮切丝。把绿豆芽和胡萝卜丝放入沸水锅焯烫，捞出沥干水分。在三丝中加白糖、盐、醋、香油，拌匀即可。

鲫鱼赤豆汤

材料：鲫鱼肉300 g，赤豆50 g，葱段、姜片各3 g，盐2 g，料酒适量。

做法：将赤豆事先浸泡好，洗净；鲫鱼肉洗净，用料酒腌制10分钟。将赤豆、鲫鱼肉放入锅内，加入葱段、姜片，大火煮开后，换小火煮30分钟。加入适量盐调味，即可关火。

快速晚餐

提前清洗并用凉水泡发木耳；清洗食材，沥干水分后放入冰箱保鲜。先把鲫鱼赤豆汤煮上，然后焯烫绿豆芽、胡萝卜丝，在另一个灶眼上做木耳炒肉。绿豆芽、胡萝卜丝焯烫好后，完成剩余的步骤即可。麻酱花卷可以买现成的。

还可以吃什么？

推荐套餐一：香菇土豆炖鸡块+番茄豆腐羹+酱爆茄丁+栗子饭。

推荐套餐二：鸡蛋大虾沙拉+黄豆猪蹄汤+白灼芥蓝+肉酱荞麦面。

推荐套餐三：葱香猪肝+荷塘小炒+芝麻拌海带+黏米面豆包。

第六节

益智健脑，帮孩子加加油

益智健脑的饮食搭配原则

益智健脑的饮食搭配原则包括：

①多吃易于消化又富含营养的食物，保证足够的蛋白质摄入，辅助性地吃一些富含维生素B、维生素C、胆碱的食物，如杏、香蕉、葡萄、橙子、鱼、蔬菜等。

②每周至少吃一顿鱼。鱼肉脂肪中含有对神经系统具有保护作用的ω–3脂肪酸，尤其深海鱼中含量丰富，有助于健脑。吃鱼还有助于加强神经细胞的活动，从而提高学习和记忆能力。

③多吃豆类及其制品。豆类及其制品含有大脑所需的优质蛋白和8种必需氨

基酸，有助于增强脑血管的机能。

④多吃坚果。核桃和芝麻在改善神经衰弱、失眠症，松弛脑神经的紧张状态，消除大脑疲劳等方面效果很好。

⑤多吃水果。菠萝中富含维生素C和重要的微量元素锰，对提高儿童的记忆力有帮助。柠檬可提高儿童的接受能力。香蕉可向大脑提供重要的物质酪氨酸，而酪氨酸可使儿童精力充沛、注意力集中，并能提高其创造能力。

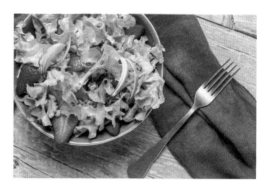

保证儿童按时进餐

大脑依靠血中的葡萄糖供给能量，维持活力。但是，脑中储存的葡萄糖很少，只能够维持数分钟，因此，必须依靠人体的血液循环，源源不断地运输葡萄糖。而葡萄糖主要从食物中摄取，所以必须保证儿童按时进餐，才能确保血糖水平处于稳定状态。

饮食要适度

如果儿童吃得过饱，摄入的能量就会大大超过消耗的能量，使能量转变成脂肪在体内蓄积。如果脑组织的脂肪过多，就会引起"肥胖脑"。儿童的智力与大脑沟回褶皱多少有关，大脑的沟回越明显、褶皱越多越聪明。而肥胖脑使沟回紧紧靠在一起，褶皱消失，大脑皮层呈平滑样，导致神经系统的发育较差，智力水平降低。

益智健脑的食材推荐

鸡蛋：蛋黄中含有卵磷脂、蛋黄素等脑细胞必需的成分，能给大脑带来活力。

鱼：富含优质蛋白、钙和ω-3脂肪酸，都是使大脑聪明的必要物质。

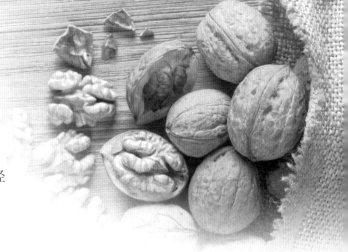

花生：含有优质蛋白和卵磷脂等，是神经系统发育必不可少的物质。

核桃：富含赖氨酸和不饱和脂肪酸等物质，对增进脑神经功能有重要作用。

早餐小推荐

鲅鱼馅饼+木耳拌莴笋+蓝莓酱核桃块

鲅鱼馅饼、木耳拌莴笋可补充脑部营养，促进儿童脑发育；蓝莓中富含花青素，能够很好地保护和增强儿童的视力；核桃则能够促进儿童大脑的发育。此套餐能使儿童头脑变得更聪明，非常适合小学生食用。

鲅鱼馅饼

材料：净鲅鱼肉100 g，洋葱20 g，鸡蛋60 g，淀粉20 g，植物油、盐各适量。

做法：将鲅鱼肉去刺后剁成鱼泥，装入碗中。洋葱洗净，切碎，放入鱼泥中。鸡蛋打散，搅拌均匀后，倒入鱼泥中，再加入淀粉和盐搅拌均匀。再平底锅内加油烧热后，将鱼泥倒入锅中，煎成两面金黄即可。

蓝莓酱核桃块

材料：核桃仁50 g，水200 ml，琼脂3 g，牛奶100 ml，蓝莓酱适量，白糖适量。

做法：将核桃仁洗净，提前泡透，放入搅拌机，加水打成核桃露，用纱布过滤核桃露备用。将琼脂用水泡软，放入打好的核桃露中，开中小火边搅拌边加热至琼脂完全溶解，煮沸核桃露后加入牛奶、白糖搅拌均匀，关火，将之倒入磨具定形后，切块，淋上蓝莓酱即可。

快速早餐

木耳提前用冷水泡发；莴笋洗净，去皮，切菱形片，沥干水分后，放入冰箱保鲜；核桃仁洗净后浸泡。因核桃块需要时间定形，所以要先做。然后依次做鲅鱼饼、木耳拌莴笋，最后给定型好的核桃块淋蓝莓酱，丰富美味的早餐便搞定了。

还可以吃什么？

推荐套餐一：盐水毛豆+冬瓜肉丸汤+蒸紫薯+水蜜桃。

推荐套餐二：芝麻拌菠菜+虾仁鸡蛋疙瘩汤+韭菜盒子+菠萝。

推荐套餐三：蔬菜酸奶沙拉+鱼片粥+烙玉米饼+香蕉。

外带10点加餐：牛奶。

外带15点加餐：开心果。

晚餐小推荐

奶油焖虾仁+红枣炖兔肉+清炒芥蓝+黄鱼粥+馒头

虾仁含有丰富的脂肪、蛋白质、维生素等营养物质，黄豆中富含丰富的卵磷脂，有利于促进儿童智力发育，促进儿童生长发育。

奶油焖虾仁

材料：鲜虾仁150 g，奶油30 ml，鸡蛋黄50 g，料酒3 g，盐2 g。

做法：将鲜虾去壳、去虾线，洗净控干水分。鸡蛋黄打散备用。锅置火上放油烧热，下入虾仁，大火快炒，加入料酒、盐，炒至虾仁熟后盛出备用。将奶油倒入锅中，小火煮5分钟左右，打入鸡蛋黄，快速搅拌，煮沸时加入虾仁稍煮即可。

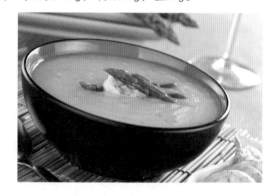

红枣炖兔肉

材料：兔肉250 g，红枣10 g，生姜、葱、白糖各适量。

做法：把红枣洗净去核；葱洗净切段；姜洗净切片；兔肉洗净切块，用沸水焯烫一下。将兔肉放入高压锅内，放入姜片、葱段、红枣及白糖，加水2 000 ml，盖上盖子，待上汽阀门旋转后转小火压35分钟。离火，放汽揭盖即可。

黄鱼粥

材料：大米100g，黄鱼肉70g，胡椒粉、葱花、盐、芝麻油适量。

做法：将黄鱼肉去净鱼刺，切成丁；大米淘净。大米倒入锅中，加水煮成粥。加入鱼肉丁以及调料拌匀，烧开后即可关火。

快速晚餐

清洗食材，沥干水分后，放入冰箱保鲜。做黄鱼粥时，顺便热馒头；然后处理食材；用两个灶眼按顺序做奶油焖虾仁、红枣炖兔肉，最后炒个清炒芥蓝，出锅吃饭！

还可以吃什么？

推荐套餐一：清蒸鲈鱼+木瓜鸡柳+番茄鸡蛋汤+韭菜虾饼。

推荐套餐二：青椒熘肝尖+粉蒸排骨+菠菜莲子汤+玉米面窝头。

推荐套餐三：油爆虾+蒜蓉娃娃菜+清炒鳝段+胡萝卜榨菜肉丝面。

第七节

增强记忆力，给大脑补营养

给大脑补充营养

如果大脑功能不好，就会出现记忆力下降、反应迟钝等现象，尤其是学业压力大的儿童，更要注意补充大脑营养。补脑最好的方式就是饮食调补。

脂肪不可缺少

脂肪是健脑的首要物质，其中的磷脂酰胆碱能使儿童精力充沛，让儿童记忆力倍增，增强学习的持久性。还要常吃些含卵磷脂的食物，如蛋类、豆类、鱼肉、坚果等，可活化脑细胞。

蛋白质是智力活动的基础

蛋白质是智力活动的物质基础，是控制脑细胞的兴奋与抑制过程的主要物质，大脑细胞在代谢过程中需要大量的蛋白质来补充、更新。为增加优质蛋白质的摄入，可适量多吃鱼类、蛋类、奶类、瘦肉类等食物。

宜吃忌吃食物对对碰

1.宜吃的食物

鸡蛋：含有卵磷脂、维生素和矿物质等，有助于增进神经系统功能，常食可增强记忆。

金针菇：金针菇中赖氨酸的含量很高，有加强记忆、开发智力的作用。

核桃：核桃中所含的微量元素锌和锰是脑垂体的重要成分，常食有益于补充大脑营养，提高记忆力。

鳕鱼：含有丰富的二十二碳六烯酸（DHA）、蛋白质、维生素A、维生素D及碘、钙、磷等营养物质，能促进儿童智力和记忆力的增长。

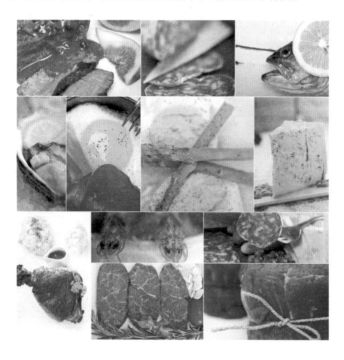

海带：海带中所含的碘是儿童生长发育与智力发育不可缺少的；海带中碱性物质含量高，有利于体内酸碱平衡。

2.忌吃的食物

油炸食品：如炸薯条、汉堡、炸鸡腿、炸鱼等，这些食物过氧化脂质含量很多，会影响儿童大脑的发育，还会损害脑细胞。

早餐小推荐

果仁拌菠菜+山药羹+果酱松饼

果仁所含的维生素E和锌具有抗氧化作用，能够增强儿童记忆力；菠菜中含有的β胡萝卜素可以保护脑细胞免受自由基的损害。二者搭配可以增强记忆力、保护大脑细胞。

果仁拌菠菜

材料：菠菜300 g，果仁50 g，姜末、蒜末、盐、醋适量，香油1 g。

做法：将菠菜洗净，焯熟捞出，晾凉切段，果仁煮熟备用。将菠菜段、果仁、姜末、蒜末、盐、醋、香油拌匀即可。

果酱松饼

材料：低筋面粉100 g，配方奶粉25 g，鸡蛋1个，白糖5 g，果酱5 g，色拉油适量。

做法：把低筋面粉和配方奶粉一起过筛子，然后加入鸡蛋、白糖和适量的水，搅拌成面糊。将色拉油倒入平底锅中烧热，分次倒入面糊，煎成两面金黄色就可以出锅了，蘸果酱食用即可。

快速早餐

提前清洗菠菜，沥干水分后，放入冰箱保鲜。早上起来先处理食材煮果仁的同时可以蒸山药。然后依次焯菠菜、打山药羹、煎松饼、做果仁拌菠菜。

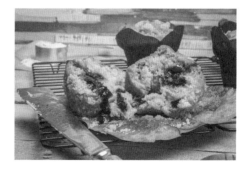

还可以吃什么？

推荐套餐一：虾仁蒸蛋+凉拌豇豆+糯米藕片+葱油饼。

推荐套餐二：蒜蓉西蓝花+水晶虾仁+豆腐脑+荞麦馅饼。

推荐套餐三：凉拌魔芋丝+鸡片菜花+燕麦粥+蔬菜玉米饼。

外带10点加餐：糖炒栗子。

外带15点加餐：开心果。

晚餐小推荐

胡萝卜炖牛腩+蟹味鸡蛋+黄豆鱼蓉粥+玉米面红枣发糕

鸡蛋中富含优质蛋白质和卵磷脂，常吃可以健脑益智，提高记忆力；鱼在大众心中是营养好、口感好、健脑益智的佳品；玉米中的谷氨酸含量较高，可促进脑细胞代谢；胡萝卜、牛腩、洋葱均有助于提高儿童记忆力。

蟹味鸡蛋

材料：鸡蛋2个，醋10g，黄酒5g，姜末、葱末适量，盐2g。

做法：将鸡蛋打入碗中，分开蛋黄和蛋清，各放少许盐搅打均匀。锅置火上，倒油烧热，下蛋黄炒熟盛出。原锅放少许油烧热，爆香姜末、葱末，倒入蛋清稍炒，加黄酒炒匀，再把炒好的蛋黄放入，加入醋，炒至水汽渐干、发亮时即可出锅（这道菜成功的关键是一定要放醋）。

黄豆鱼蓉粥

材料：黄豆50g，青鱼100g，白粥1小碗，盐少许。

做法：将黄豆提前泡一下，洗净，加水煮至熟烂。青鱼去皮，切成小片。待锅中白粥煮开，放入黄豆粒煮至熟透。下入鱼片，开大火煮1分钟，加盐调味即可。

快速晚餐

清洗食材，沥水后放入冰箱保鲜。先把玉米面糊和好并饧发，然后处理食材，牛肉焯水，在另一个灶眼上做蟹味鸡蛋。用电热蒸锅蒸玉米面发糕，再先后用炒锅、高压锅炖牛腩，在另一个灶眼上做黄豆鱼蓉粥。

还可以吃什么？

推荐套餐一：胡萝卜炒肉+坚果拌菜+鸡蓉冬瓜汤+红薯蒸饭。

推荐套餐二：肉炒花菜+银鱼熘豆腐+金针菇豆腐汤+虾仁烩饭。

推荐套餐三：凉拌魔芋丝+丝瓜鸡蛋+清蒸鲫鱼+冬瓜虾皮汤+南瓜饭。

第八节
集中注意力，学习事半功倍

多巴胺和去甲肾上腺素的活性决定注意力

如果发现儿童学习时不能集中注意力，多数家长会用命令的语气说："注意力集中点儿！"强迫儿童控制自己的注意力，结果却收效甚微。其实"注意"过程是由大脑中一些实实在在的"注意物质"控制的，这些物质被称为神经递质与受体。而多巴胺和去甲肾上腺素及其受体是提升注意力的重要神经递质和受体。

科学研究发现，患有注意缺陷多动症的儿童大脑中多巴胺和去甲肾上腺素功能低下，给予促进多巴胺和去甲肾上腺素功能药物，就能在一定程度上改善这些儿童的注意力下降症状。

多食富含蛋白质的食物

酪氨酸是制造多巴胺和去甲肾上腺素的原料，酪氨酸存在于动物和植物蛋白中，因此摄入富含蛋白质的膳食会提高血浆中酪氨酸的水平。

富含酪氨酸的食物有发酵食品、动物肝脏、豆类、牛奶、奶酪、香蕉等。

维生素B_6和铁具有辅助作用

酪氨酸合成多巴胺需要维生素B_6和铁辅助，因此富含维生素B_6和铁的食物也有助于多巴胺和去甲肾上腺素的合成。

富含维生素B_6的食物有鸡肉、鱼肉、肝脏、豆类、坚果类、蛋黄、卷心菜和菠菜等。

富含铁的食物有动物血、动物肝、牛肾、大豆、黑木耳、麻酱、牛肉、羊肉、蛤蜊、牡蛎、蛋黄、干果等。

早餐小推荐

洋葱木耳+酸奶双色球+荞麦葱花饼+菠萝

木耳富含铁；酸奶、菠萝可以醒脑；荞麦富含赖氨酸。此套餐有助于提高儿童注意力。

酸奶双色球

材料：红薯100 g，山药100 g，原味酸奶50 ml。

做法：将红薯、山药去皮，在清水中略泡。将红薯、山药放入耐热容器中，放入蒸锅蒸熟（也可用微波炉）。将熟红薯、山药取出，趁热碾成红薯泥、山药泥。把碾好的红薯泥和山药泥晾凉，再分别团成小球放入小碗或盘中，浇上原味酸奶即可。

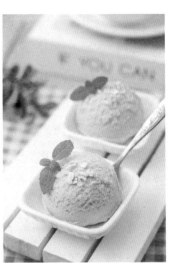

荞麦葱花饼

材料：荞麦面300 g，大葱20 g，盐、植物油适量。

做法：将荞麦面和成面团，饧发。大葱切葱花，拌入油、盐。面团擀成面片，均匀撒葱花，卷成卷，等分成三份，将露出葱花的两头捏紧，按成圆饼状，擀薄，用平底锅烙熟即可。

快速早餐

提前清洗食材，沥水后放入冰箱保鲜。早上起来先和面并饧发，饧发面的同时，用蒸锅蒸红薯和山药。在等待红薯和山药蒸熟过程中将黑木耳、胡萝卜丝分别焯水，再做荞麦葱花饼。然后依次做酸奶双色球、洋葱木耳，最后切菠萝。

还可以吃什么？

推荐套餐一：韭黄炒鸡蛋+核桃杏仁豆浆+全麦三明治+猕猴桃。

推荐套餐二：牛奶蒸蛋+什锦糙米粥+水果大拌菜。

推荐套餐三：浇汁鲜藕+蛋黄粥+三鲜水饺+苹果。

外带10点加餐：圣女果。

外带15点加餐：菠萝。

晚餐小推荐

香椿苗拌豆腐丝+番茄焖牛腩+鱼头补脑汤+鸡蛋炒饭

豆腐丝富含大豆卵磷脂，有益于神经、血管、大脑的损伤修复。米饭富含碳水化合物，可补充能量。鸡蛋、鱼肉富含蛋白质，可缓解大脑疲劳。番茄焖牛腩、鱼头汤营养丰富，可补脑、缓解儿童大脑压力，使儿童第二天上课集中注意力。

番茄焖牛腩

材料：牛腩250 g，番茄2个，土豆2个，水芹菜4根，色拉油、盐、姜、八角、料酒、生抽、老抽、蚝油、番茄酱、白糖、胡椒粉适量。

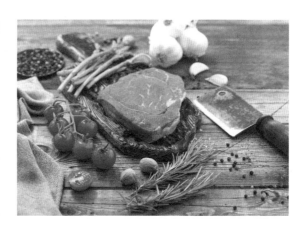

做法：将牛腩焯水，番茄、土豆切块，水芹菜切寸段。铁锅加油，爆香姜片，放入牛腩、料酒、生抽、老抽翻炒。加番茄炒出汁，改用高压锅，加八角、糖、胡椒粉、蚝油，压30分钟。关火放汽，在高压锅内加土豆块再压10分钟，试味加盐，加水芹菜拌匀即可。

鱼头补脑汤

材料：胖头鱼鱼头500 g，鲜香菇30 g，虾仁、鸡肉各30 g，盐、胡椒粉、葱段、姜片适量。

做法：将鱼头洗净；香菇洗净，去蒂切片；虾仁洗净去虾线；鸡肉洗净切片。锅内倒油烧热，放鱼头双面煎烧片刻，加香菇片、鸡肉略炒。倒入开水，加葱段、姜片大火煮开，再用小火煮20分钟，待汤成浓白汤后放虾仁煮熟，加盐、胡椒粉调味即可。

快速晚餐

提前清洗相关食材，沥水后放入冰箱保鲜。做鱼头汤比较耗时，可以先把汤炖上，再处理其他食材。牛腩冷水下锅焯水，按顺序依次做番茄焖牛腩、鸡蛋炒饭、香椿苗拌豆腐丝。牛腩不容易熟，用普通锅费时，因此可改用高压锅煮。

还可以吃什么？

推荐套餐一：红烧肉烧鹌鹑蛋+炝拌双色萝卜丝+田园时蔬粥+蒸山药。

推荐套餐二：金钩炒嫩豆角+开洋白菜+鲫鱼汤+南瓜紫米双色花卷。

推荐套餐三：蚝油生菜+火爆腰花+百合南瓜粥+手撕饼。

第九节
缓解学习压力，让儿童劳逸结合

吃好每顿饭

不重视饮食，吃饭时马马虎虎，或者随便吃几口，会使儿童能量供应不足、缺乏营养，尤其是B族维生素，反映在情绪上即为神经紧张、情绪急躁，所以应该吃好每顿饭，均衡营养，这样就会精力十足、倍感轻松。

碳水化合物与糖是基本能量

由于大脑的能量来源只有葡萄糖，血糖过低既影响学习效率，也影响情绪，所以早餐应多吃些富含碳水化合物的食物，如粥、馒头等，而小米不仅能够提供充足的碳水化合物，还含有丰富的B族维生素。

蛋白质食物不可少

蛋白质能够消除身心疲劳，安定紧张的神经，抚慰焦躁的情绪，若搭配B族维生素、不饱和脂肪酸、钙、铁等一同摄入，效果更好。富含蛋白质的食物有肉类、坚果类等。

B族维生素与维生素C缓解压力效果好

B族维生素和维生素C这两类水溶性维生素对缓解精神压力也有作用。

B族维生素是人体神经系统物质代谢过程中不可缺少的物质，可以营养神经细胞，有舒缓情绪、松弛神经的效果。维生素B_1能使儿童心情轻松，充满活力；维生素B_2可以安定心神；维生素B_{12}可以维持神经系统的健康。要补充B族维生素，可以多食用动物内脏、鸡肉、燕麦、核桃等。

维生素C可以维持细胞膜的完整性，增强记忆力，还有缓解心理压力的效果。富含维生素C的食物是各种新鲜蔬菜和水果。

钙、镁、钾可使儿童身心放松

摄入足够的钙可使神经系统放松，含钙高的食物有酸奶、牛奶、虾皮、蛋黄、麻酱、绿叶蔬菜等。

镁、钾可以让肌肉放松，调节心律，富含镁、钾的食物有卤水豆腐、薏米、香蕉、土豆、杏仁、花生、各色豆类等。

多吃粗粮是减压的良方

长期的精神压力和疲劳会导致胃肠功能紊乱，造成便秘。膳食纤维能促进胃肠蠕动，帮助排便，而补充膳食纤维最简单的方法就是多吃粗粮和蔬菜，如玉米面、荞麦面、豆面、白薯、芋头、新鲜玉米棒子等。所以儿童的食谱中不能光是精米、白面，还应有玉米碴子、嫩玉米、荞麦面等。用全麦面包代替普通面包也是补充膳食纤维的好办法。

宜吃忌吃食物对对碰

1.宜吃的食物

番茄：人在承受较大心理压力
时，身体消耗的维生素C会比平时多，
番茄富含维生素C，能及时补充身体消
耗的维生素C，并缓解心理压力。另
外，番茄中的烟酸能缓解疲劳、释放
压力。

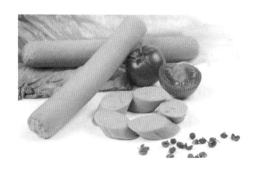

菠萝：菠萝中含有丰富的B族维生素、维生素C，可消除疲劳，释放压力。

香蕉：香蕉中含有5-羟色胺，能使人的心情变得愉快舒畅，适当吃香蕉可
以缓解紧张情绪，稳定心态。

2.忌吃的食物

火腿：吃多了不仅不能减压，反倒容易造成压力。

早餐小推荐

胡萝卜鸡蛋卷+菠萝鸡丁+酸辣海带丝+核桃紫米粥

鸡蛋卷可以给儿童补充蛋白质；菠萝鸡丁营养又爽口；核桃紫米粥既补脑
又补充能量。一顿营养丰富的早餐可以帮助儿童缓解学习压力。

胡萝卜鸡蛋卷

材料：鸡蛋2个，胡萝卜1根，葱花、盐、淀粉适量。

做法：将鸡蛋打散，胡萝卜切小碎丁。切好的胡萝卜丁加到鸡蛋中，加
葱花、盐调味，加一勺淀粉使蛋液更黏稠。将平底锅烧热，放入少量油，开小
火，油热后倒一勺蛋液迅速晃动锅，让鸡蛋液平铺均匀整个锅底。在鸡蛋液没
完全凝固之前就卷起来，卷好之后出锅，再下入一勺蛋液，重复上一步骤。喜
欢吃厚实的蛋卷可以卷的厚一点，最后出锅改刀装盘就可以了。

菠萝鸡丁

材料：鸡腿300 g，菠萝50 g，青红椒100 g，大葱1根，植物油、淀粉、酱油、料酒、生姜、盐、白糖适量。

做法：将葱切段，姜切片，红椒切丝，青椒切片。鸡腿去骨，拍松后切丁，用酱油、盐、料酒、白糖腌渍5分钟，然后将鸡肉过油捞出。锅内留底油，爆香葱、姜，加菠萝块、青红椒、鸡丁拌炒，最后淋上水淀粉即可。

快速早餐

提前清洗食材，沥水后放冰箱保鲜；浸泡紫米、糯米；鸡腿去骨，拍松后切丁。早上起来先用电饭锅做核桃紫米粥，处理食材，腌渍鸡丁；按顺序依次做胡萝卜鸡蛋卷、菠萝鸡丁、酸辣海带丝。

还可以吃什么？

推荐套餐一：凉拌耳丝+蒜蓉海带+牛奶麦片粥+芝麻饼。

推荐套餐二：芝麻菠菜+核桃紫米粥+虾仁蒸蛋+芒果。

推荐套餐三：凉拌双色甘蓝+糯米桂圆粥+汉堡。

外带10点加餐：酸奶。

外带15点加餐：梨。

晚餐小推荐

蒜泥茄子+核桃仁拌芹菜+番茄鱼丸豆腐汤+二米饭

芹菜炒核桃仁，既可补脑，又能促进肠胃蠕动；番茄鱼丸豆腐汤可增强抵抗力、缓解压力；二米饭可缓解肠胃压力。本套餐可以让学习一整天的儿童放松心情。

核桃仁拌芹菜

材料：芹菜200 g，核桃30 g，盐、油各适量。

做法：将芹菜摘洗干净，切小段，开水焯烫，沥干水分。核桃仁热水浸泡，剥外皮，吸干表面水分。在锅内少放油，放入核桃仁，小火慢炒至黄色，用铲子压碎。炒熟的核桃仁倒在芹菜上，加少许盐拌匀即可。

番茄鱼丸豆腐汤

材料：番茄2个，鱼丸150ｇ，豆腐150ｇ，泡发木耳50ｇ，葱、盐、蒜适量。

做法：将豆腐切方块，木耳切小块，番茄切小块，葱蒜切碎，鱼丸切小块。汤锅放油，葱、蒜爆锅，放番茄炒变色。下木耳、鱼丸，翻炒均匀后加适量开水。开锅后下豆腐，再开锅时勾芡，撒葱花、加盐调味即可。

快速晚餐

提前择洗食材，沥水放冰箱；凉水泡发木耳。先用电饭锅蒸二米饭，另一个锅蒸茄子，再处理食材，芹菜焯水，热水浸泡核桃仁。按照顺序依次做核桃仁拌芹菜、番茄鱼丸豆腐汤、蒜泥茄子。

还可以吃什么？

推荐套餐一：凉拌三丝+韭菜炒豆渣+茉莉花鸡片+香菇白菜汤+红薯包。

推荐套餐二：开胃金针菇+蒜蓉豌豆苗+芝麻带鱼+红枣莲子汤+手撕饼。

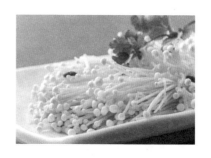

推荐套餐三：肉汁冬瓜+香菇四季豆+蟹黄豆腐+黑芝麻小米粥+豆沙包。

第十节

消除疲劳感，轻装上阵

饮食种类要平衡，重视碳水化合物

饮食要做到多样化，包括对碳水化合物、蛋白质、脂肪三大类物质的摄入。其中，碳水化合物是能量的主要来源，人们所有器官的运行，尤其是大脑，都需要消耗能量。人体每天50%～55%的能量消耗都要依靠碳水化合物来补充，应每天摄入充足。

吃些全谷类食物

全谷食物含有丰富的纤维素及B族维生素，是我国居民膳食中维生素的重要来源，可增强抵抗力，避免身体产生疲倦感。可以让儿童适当多吃些糙米饭、全麦面包等。

摄入适量维生素C和B族维生素

维生素C具有较好的抗疲劳功效，人体若缺乏维生素C就会出现体重减轻、四肢无力、肌肉关节疼痛等症状。另外，想要缓解并消除疲劳，就要积极摄取B族维生素，它是碳水化合物和脂肪向能量转化过程中必需的成分，尤其是维生素B_1和维生素B_2更不能缺乏。想要补充这两类维生素，可以多吃新鲜蔬果及肉类。

不能缺铁

铁是红细胞的基本成分，可以帮助红细胞向身体的所有器官供氧。儿童缺铁会导致贫血，表现为极度疲乏、注意力不易集中。

缓解眼疲劳

儿童很容易眼疲劳，想要保护视力、缓解眼疲劳、减少眼部充血，可以让儿童多摄入富含花青素、各种维生素的食物，如葡萄、番茄、胡萝卜、燕麦、坚果等。

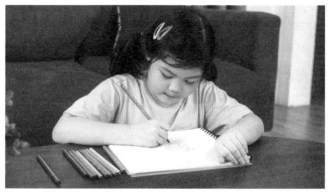

在这顿早餐中，鸡蛋、豆浆能提供丰富的优质蛋白质；面包提供充足的碳水化合物；番茄、生菜则提供丰富的维生素和矿物质。这样荤素搭配，干稀都有，儿童吃完后可以保持一整天的精力充沛。

鸡肉三明治

材料：面包片2片，熟鸡胸肉50 g，番茄、生菜各30 g，黑胡椒粉适量。

做法：将番茄和生菜分别用水快速冲一下，番茄切成片，生菜撕成两半。将2片面包稍微在热锅上过一下，其中一片垫底，加鸡胸肉片，撒上黑胡椒粉，加入番茄、生菜，再将另一片面包盖在上面就做好了。

拌青笋丝

材料：青笋1根，盐、醋、香辣豆瓣酱、香油适量。

做法：将青笋去皮洗净，切丝。青笋丝焯水晾凉，放入盘中。加入盐、香辣豆瓣酱、醋、香油搅拌均匀就可以上桌了。

快速早餐

提前将鸡胸肉洗净，煮熟，切片，放入冰箱冷藏；清洗番茄、生菜、青笋，沥干水分，放入冰箱冷藏。做早餐时先煮鸡蛋，在煮鸡蛋的时候热牛奶，在热牛奶的1分钟里，可以把青笋、番茄和生菜切丝和切片，然后取出牛奶上桌，开始做鸡肉三明治和拌青笋丝。鸡肉三明治和拌青笋丝上桌时鸡蛋也好了，快速将其捞出，用凉水一冲即可上桌，一顿丰盛的早餐就做好了！

还可以吃什么？

推荐套餐一：牛奶蒸蛋羹+黄瓜鸡丁+核桃紫米粥+小笼包。

推荐套餐二：卤猪肝+番茄鸡蛋汤+手撕饼+香蕉。

推荐套餐三：凉拌西蓝花+茶鸡蛋+豆沙包+酸奶。

外带10点加餐：开心果。

外带15点加餐：橙子。

套餐一：青椒炒木耳肉片+豆芽拌豆腐丝+黑芝麻小米粥+蒸玉米

豆芽的水含量和维生素C含量较高，豆腐丝易消化；青椒炒木耳肉片可以迅速补充体力、缓解疲劳，并提高抵抗力；小米的碳水化合物含量很高，可以满足机体对能量的需求。

黑芝麻小米粥

材料：小米50 g，黑芝麻10 g。

做法：将小米洗净；黑芝麻洗净晾干，研成粉。锅置火上，加入适量清水，放入小米，大火烧沸后转小火熬煮。小米熟烂后，放入芝麻粉，搅拌均匀即可。

青椒炒木耳肉片

材料：黑木耳15 g，青椒50 g，五花肉100 g，植物油、辣椒、姜、葱、盐适量。

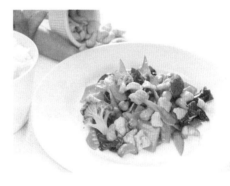

做法：将木耳清水泡发，青椒洗净切块，姜切丝，五花肉切片。炒锅放入植物油，将五花肉、葱花、姜丝入锅翻炒至肉片变色。将木耳和青椒入锅翻炒3分钟，放入生抽、盐调味即可。

快速晚餐

提前清洗食材，沥水后放冰箱保鲜；清水泡发木耳。先把小米粥熬上，同时蒸玉米；再处理食材，焯烫绿豆芽、豆腐丝。按顺序依次做青椒炒木耳肉片、豆芽拌豆腐丝。

还可以吃什么？

推荐套餐一：白菜炒木耳+香煎秋刀鱼+洋参枸杞子汤+土豆丝卷饼。

推荐套餐二：炝炒圆白菜+香菇焖鸡+冬瓜丸子汤+牛肉粒炒饭。

推荐套餐三：虾仁蒸蛋羹+苦瓜炒牛肉+双菌汤+素馅包子。

第十一节

备战考试，做好后勤保障

早餐要吃好

早餐要吃好，相对吃饱，基本原则是清淡、易消化。早餐能量和各种营养素的供给量应占全天供给量的30%左右，如果早餐吃不好，不但上午考试没精神，还极易造成午餐吃得过饱，进而影响到下午的考试。

早餐碳水化合物要充足，蛋白质与脂肪要适量

碳水化合物能够稳定地为大脑活动提供能量，对大脑活动尤其是提高考试的效率非常重要。蛋白质与脂肪酸摄入量要适当，因为摄入过多的蛋白质与脂肪会增加肠胃负担，使本该供应到大脑中的血液更多地聚集到肠胃，从而影响大脑的工作效率。

早餐要食用一定量的蔬果

保证维生素和矿物质的供给对大脑的高效工作有很大帮助，蔬菜和水果是维生素和矿物质的重要来源，因此早餐应该食用一定比例的蔬果。

早餐要选择使大脑活跃的食物

乙酰胆碱、多巴胺、去甲肾上腺素能够使大脑活跃，可以多摄入它们的前体物质，包括胆碱、酪氨酸、维生素B_6和铁。因此早餐要优先选择富含这些物质的食物。

晚餐要适量

经过一天的紧张考试，儿童体内大量的营养成分被消耗，大脑处于明显疲劳状态，需要摄取一定量的营养成分，使大脑从疲劳状态中恢复过来，为第二天的考试进行能量储备。但由于充分睡眠是考生晚上重要的任务，故晚餐不能

吃得太饱，并且要清淡、易消化。

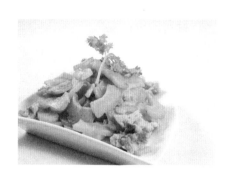

晚餐选择清肝泻火的食物

考试中儿童一整天的大量用脑，极易起肝火和心火，要选择具有清肝泻火和清心作用的食物，如苦瓜、冬瓜、绿豆。

晚餐要选择缓解脑疲劳的食物

经过一天紧张的考试，儿童大脑处于很疲劳的状态，且累积了大量酸性物质，此时需要选择缓解脑疲劳的食物，如多吃富含维生素C、维生素E的食物。

晚餐时间不宜太晚

晚餐的进食时间也要注意，如果晚餐进食太晚，会增加儿童胃肠消化负担，影响晚上睡眠效果。因此晚餐时间不宜太晚，在晚上18:00～18:30吃饭比较适宜。

早餐小推荐

牛肉包+蔬菜沙拉+牛奶麦片粥+煮鸡蛋

牛奶、鸡蛋和鲜肉为儿童提供了优质的蛋白质以及各种维生素和微量元素，尤其是蛋黄里的卵磷脂是益智健脑的上佳食品。蔬菜沙拉里包含了多种蔬菜，所含维生素十分丰富，蔬菜又是碱性食物，能够使儿童体内保持弱碱性状态。

牛肉包

材料：面粉300g，牛肉200g，干酵母3g，水250g，葱50g，姜5g，盐、生抽、白糖、胡椒粉适量。

做法：将葱、姜切碎，加水拌匀。葱姜水分次加入肉馅中，再倒入其他调料和5g葱末，拌匀后放冰箱冷藏。和面、发酵、排气后把面团分成小剂子，按平，包入牛肉馅。包子放在涂过油的蒸笼上，醒10分钟。冷水上锅蒸18分钟，关火后2分钟开盖出锅。

蔬菜沙拉：

材料：黄瓜1根，西蓝花100 g，胡萝卜半根，青红椒50 g，花叶生菜100 g，圣女果50 g，白砂糖、红酒醋、橄榄油、洋葱、盐、黑胡椒粒适量。

做法：将生菜洗净沥水，撕小片；黄瓜、胡萝卜洗净削皮，斜切成片；圣女果洗净，对半切开；青红椒切小块。所有蔬菜放在沙拉盆中。用黑胡椒粒、洋葱碎、橄榄油、红酒醋、盐、白砂糖调成油醋汁。将油醋汁淋于蔬菜上，略加搅拌后装盘即可。

快速早餐

提前清洗相关食材，沥水后放冰箱保鲜；然后拌好馅料放冰箱冷藏，和面，饧发。早上起来包好包子再蒸包子，在等待的过程中煮热牛奶燕麦粥，再处理食材、煮鸡蛋、调油醋汁、拌蔬菜沙拉。

还可以吃什么？

推荐套餐一：芒果双皮奶+鸡蓉粥+素包子+小黄瓜。

推荐套餐二：卤黄豆+芹菜炒虾仁+芋头饭+菠萝。

推荐套餐三：清炒芦笋+虾仁蛋羹+玉米面馒头+苹果。

外带10点加餐：核桃。

外带15点加餐：酸奶。

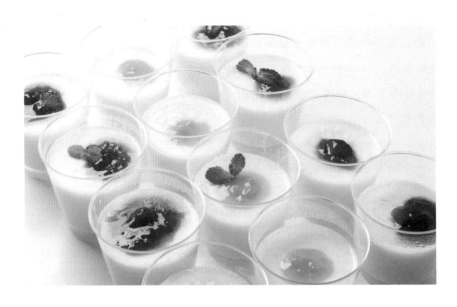

清蒸鲳鱼+蒜蓉菠菜+金银卷+绿豆汤

鱼肉含有易吸收的优质蛋白质，还含有多种矿物质；大蒜中的大蒜素与食物中的维生素B$_1$结合，可抑制精神亢奋，缓解儿童精神压力。金银卷做到了粗细搭配、多种营养结合。绿豆汤可泻火清热。

清蒸鲳鱼

材料：鲳鱼1条，葱、姜、蒜片、干红椒段、香菜、白胡椒、蒸鱼豉油、料酒、食用油、猪油适量。

做法：将鲳鱼去鳞、鳃、内脏，切花刀，用盐、白胡椒粉涂抹均匀，用蒸鱼豉油、料酒、食用油均匀揉搓一会儿，腌渍10分钟。把葱、姜塞入鱼肚；把姜蒜片铺在盘子底部；香菜、红辣椒摆放在鱼身。开水上锅，大火蒸10分钟，不揭锅盖放置2分钟。锅中放食用油、猪油各一汤匙，烧到冒青烟，晾5秒，浇一汤匙豉油在鱼身，撒葱末，最后泼混合油即可。

金银卷

材料：面粉200 g，玉米面100 g，酵母、水适量。

做法：将酵母放温水里搅拌均匀，与面粉和成面团，等待发酵。玉米面用70℃的热水烫一下，不太烫时加酵母和面饧发。面团揉光滑，揉好后再饧10分钟，擀成饼状。玉米面拍成饼状，均匀地铺在面团上，轻轻卷起，用刀切成小卷子。二次发酵后，开水入锅中蒸15分钟。

快速晚餐

提前清洗食材，沥水后放冰箱保鲜；和面饧发；清水浸泡绿豆。晚上先蒸金银卷，再腌渍鱼，处理食材；按顺序依次做金银卷、绿豆汤、清蒸鲳鱼、蒜蓉菠菜，可用两个灶眼同时烹调。

还可以吃什么？

推荐套餐一：黄瓜拌腐竹+五香酱肉+牛奶南瓜羹+紫苏赤豆卷。

推荐套餐二：香菇炖鸡+素鱼香黄瓜+猪肝菠菜汤+蔬菜煎饺。

推荐套餐三：蒜苗炒萝卜+黄焖栗子鸡+牛肉茶树菇汤+香脆土豆饼。

第八章

常见疾病通过饮食巧防治

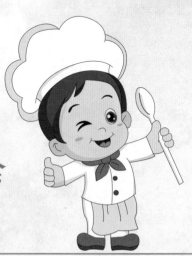

合理膳食应对近视眼

近视原因

后天近视基本都是室内近距离僵化的用眼环境和不良用眼习惯造成的，比如在光线不足的室内用眼、小范围用眼、屏幕前用眼、高强度用眼等。

培养良好的用眼习惯

①看书或看电脑的时候，眼睛不要一直盯着不动，应该多转动眼球，让眼睛能够得到适当的运动。

②儿童长时间看书之后可以偶尔望一望远处，放松眼肌，也可以多看看对视疲劳有舒缓作用的绿色场景。

③做眼保健操对于缓解眼部疲劳和干涩有很好的帮助，经常看书或者看电脑可以隔两三个小时做一次眼保健操，按摩眼部穴位。

④眨眼睛可以缓解眼睛疲劳和干涩，对眼睛很有益，而且这个方法任何时间任何地点都可以做，非常方便。

⑤增加儿童的户外活动时间（每天2小时以上），减少近距离僵化用眼的时间。

⑥不要在昏暗的地方看书，不要关灯看电脑，更加不要背光或在太阳下看书。

避免过量吃甜食

在饮食方面也要注意补充对视力有益处的营养素，多吃深色的水果和蔬菜以及鱼类，平时多喝菊花茶，对视力有很大的帮助。

甜食中的糖分在人体内代谢时需要大量的维生素B_1，如果儿童摄入过多的糖分，体内的维生素B_1就会相对不足。如果儿童患有近视，应该尽量少吃甜食，可以多吃些白萝卜、胡萝卜、黄瓜、豆芽、青菜、糙米和芝麻等，这些食物对视力有好处。

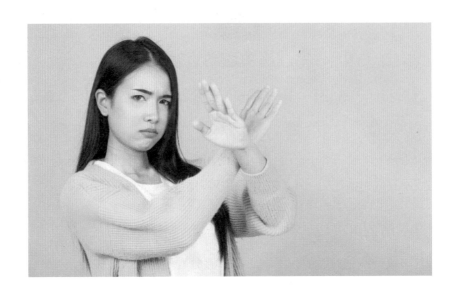

食物品种要多样，避免挑食与偏食

儿童挑食和偏食会造成营养不均衡，一旦身体缺乏某些营养素，就可能影响眼睛的正常功能，造成视力减退。在安排日常膳食时要根据儿童的实际情况全面合理地安排膳食，要做到荤素合理搭配、粗细结合。特别是粗粮中含有较多的营养素，对儿童的眼睛有很好的保健作用。

增加一些硬质食物的摄取

软食会降低人的咀嚼功能，而咀嚼对于儿童的眼部肌肉的运动有很好的辅助作用，多嚼一些胡萝卜、水果、坚果等硬质食物，能够充分活动眼部肌肉，提高眼睛的自我调节能力。

保证摄入充足的蛋白质

应适当增加鱼、肉、蛋、奶等富含蛋白质的食物的供应，因为蛋白质对儿童视力的正常调节十分有益，保证蛋白质的供应有利于维护眼睛的正常功能。维护眼睛正常功能的营养素见表8-1。

表8-1　维护眼睛正常功能的营养素

营养素	功效	食物来源
维生素A	维生素A能维持眼角膜正常，防止眼角膜干燥和退化，增强在黑暗中看东西的能力	动物肝、鱼肝油、奶类和蛋类
胡萝卜素	富含胡萝卜素的食材用油炒熟了吃，能使胡萝卜素在人体内转变成维生素A	胡萝卜、南瓜、青豆、番茄
维生素C	维生素C是组成眼球晶状体的成分之一	青椒、黄瓜、花椰菜、小白菜、鲜枣、梨、橘子、猕猴桃
钙	可以消除眼睛疲劳	豆类、绿叶蔬菜、虾皮
维生素B_2	保证眼睛视网膜和角膜的正常代谢	牛奶、瘦肉、鸡蛋、酵母、扁豆

早餐小推荐

香菇胡萝卜面+南瓜豆奶+酱香鸡肝+苹果

鸡肝富含蛋白质和维生素A；胡萝卜、南瓜均富含胡萝卜素，可在儿童体内转变成维生素A；豆奶可补充维生素A和钙；苹果可补充维生素C。这几种营养素均对儿童的视力有保护作用。

香菇胡萝卜面

材料：鲜面条100 g，香菇、胡萝卜各20 g，菜心100 g，蒜片、盐、植物油适量。

做法：将菜心洗净切段；香菇、胡萝卜洗净切片。热锅下油，爆香蒜片，放入胡萝卜、香菇，略炒后加清水大火烧开。将面条放入锅中煮熟，在面条快熟前加入菜心，加盐调味即可。

南瓜豆奶

材料：南瓜100 g、黄豆30 g，冰糖适量。

做法：头天晚上将南瓜外皮洗净，保留皮，切小丁备用，同时将黄豆洗净，加适量清水浸泡一晚上。次日早上将南瓜小丁和泡好的黄豆放入豆浆机中，根据口味加入适量冰糖，加水，连接电源，选择煮豆浆键，豆浆熟透后过滤即可。

快速早餐

提前清洗处理食材，然后放入冰箱保鲜；清洗黄豆，将黄豆加适量清水浸泡一夜。先用豆浆机做南瓜豆奶，然后清洗菜心、香菇、胡萝卜、苹果。将食材处理好后，做香菇胡萝卜面；待面煮好后，豆奶也做好了，可以让儿童美美地享用早餐了。

还可以吃什么？

推荐套餐一：紫菜鸡蛋小馄饨+蔬菜蘸酱+豆奶+猕猴桃。

推荐套餐二：紫薯包+豆腐脑+凉拌木耳+橘子。

推荐套餐三：鸡蛋煎馒头片+凉拌菠菜芥蓝+牛奶蒸蛋+香蕉。

外带10点加餐：酸奶。

外带15点加餐：梨。

晚餐小推荐

菠菜炒猪肝+银鱼酱豆腐+糙米粥+胡萝卜饼

菠菜炒猪肝含有丰富的胡萝卜素、维生素A、维生素B_2等，能够保护视力，防止眼睛干涩、疲劳；糙米粥富含碳水化合物和膳食纤维，既提供能量又顺畅肠道；胡萝卜饼含有丰富的胡萝卜素，可对儿童的视力起到保护作用。

胡萝卜饼

材料：胡萝卜200 g，面粉100 g，鸡蛋1个，牛奶、植物油、盐适量。

做法：将胡萝卜洗净，切碎放入大碗中。在胡萝卜中加入面粉、鸡蛋、牛奶、适量盐，搅拌成浓稠的面糊。平底锅烧热油，放入面糊，用铲子摊成小饼形状，煎熟即可。

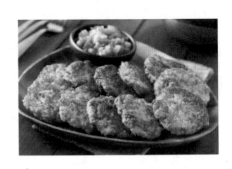

银鱼酱豆腐

材料：豆腐100 g，小银鱼20 g，盐2 g，酱油10 g，白糖3 g，芝麻油少许，蒜末、葱花、洋葱末各3 g。

做法：将豆腐切成长块，撒盐滤水。小银鱼用开水烫一下，去盐分，沥水。将豆腐、小银鱼放入锅中，加入酱油、白糖、葱花、洋葱末、蒜末和清水，用小火加热。加热时将热汤浇在豆腐上，使其上下均匀受热，煮好后淋入芝麻油，盛在盘中即可。

快速晚餐

提前清洗食材，沥水后放冰箱保鲜。做晚餐时先用电饭锅把糙米粥煮上，再处理食材、腌渍猪肝，切碎胡萝卜，豆腐切小块。按顺序依次做胡萝卜饼、菠菜炒猪肝。也可用两个灶眼同时烹调。

还可以吃什么？

推荐套餐一：胡萝卜炒猪肝+三色丁炒蛋+盐水虾+五彩炒饭+蔬菜汁。

推荐套餐二：锅包肉+山药珍珠丸子+香菇拌西芹+杂面薄饼+芝麻核桃露。

推荐套餐三：山药炖排骨+凉拌双色萝卜+木须肉+芋头饭+玉米汁。

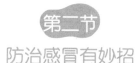

第二节

防治感冒有妙招

感冒俗称伤风，是由病毒或细菌引起的上呼吸道感染性炎症。感冒的传染性很强，四季均可发生，以冬春两季多见。中医认为，当气候骤变、冷热失常或出门当风时，适值人体内外功能减弱，风寒之邪或风热之邪乘虚侵袭，邪犯肺卫，卫表不固而致病。主要症状为发热、鼻塞、流涕、咽痛、头痛，有时还有关节酸痛和周身不适等。

儿童由于身体的抵抗力较弱，感染病毒的概率相对于成人来说比较高。

预防感冒饮食要点

儿童日常的营养要全面，粗细搭配要合理，荤素搭配要适当。让儿童多喝水或者果蔬汁。

风寒、风热感冒的饮食

风寒感冒：多吃可以促进出汗、散寒疏风的食物，可以多喝点姜糖水，忌寒凉食物。

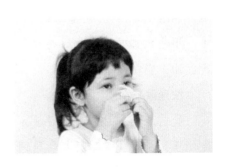

风热感冒：多吃辛凉解表的食物，忌吃油腻肥厚、辛热的食物。

吃些流质食物

感冒时可以多吃流质食物，如汤、粥、面条、豆浆、果蔬汁等，既好消化又能促进排尿，减少体内病毒，并加速代谢废物排泄。

多吃蔬菜、水果

蔬菜、水果能促进儿童的食欲，帮助儿童消化，补充儿童身体所需的维生素和各种矿物质，有效增强儿童的抵抗力，此外要多喝水，促进体液循环。

高能量、高蛋白食物提高抗病能力

可多选择能量较高的主食，并注意补充足够的蛋白质。饮食除米、面、杂粮之外，可适当增加一些豆类、乳制品等。具有预防感冒功效的营养素见表8-2。

表8-2　具有预防感冒功效的营养素

营养素	功效	食材来源
维生素A	保护和增强上呼吸道黏膜和呼吸器官上皮细胞的功能，从而可抵抗各种致病因素侵袭	胡萝卜、苋菜等黄绿色蔬菜

营养素	功效	食材来源
维生素C	抗病毒、增强儿童免疫力的同时，还有助于身体损伤修复，而且还能促进儿童的食欲	猕猴桃、苹果、橘子、柠檬、小白菜、油菜、番茄、土豆、红薯、黄瓜等
维生素E	提高儿童免疫功能，增强机体的抗病能力	坚果、植物油等
锌	增强人体对感冒病毒的抵抗力	牡蛎、扇贝、牛肝、牛肉、鸡肉、花生
铁	是免疫细胞在成长时所需要的营养素	牛瘦肉、猪肝、蛋黄、牡蛎、水发木耳、干紫菜、菠菜

饮食禁忌

不要给患感冒的儿童吃腌制咸食，如咸菜、咸鱼等，也不能吃甜腻、油腻、辛热的食物，烧、烤、煎、炸等食物也不要吃，因为其气味会刺激呼吸道及消化道，导致病情加重。

早餐小推荐

蒜拌苋菜+番茄烤蛋+葱花花卷+猕猴桃

苋菜能清热解毒、利咽消肿，加上有抗菌、抗病毒功效的大蒜一起调拌，抗感冒效果更佳；猕猴桃具有提高免疫力、解热止渴的作用；番茄富含类胡萝卜素、维生素C和叶酸，能帮助感冒的儿童补充营养；大葱杀菌、发汗、利尿。此套餐清淡营养，有利于儿童感冒的康复。

葱花花卷

材料：面粉200 g，水125 g，酵母3 g，油、盐、花椒、葱花各适量。

做法：将酵母用温水泡开，与面粉一起和成光滑面团，发酵。面团擀成面片，刷油，撒上盐、花椒、葱粒，卷起来，切成段。取两段叠在一起，用筷子压中间，向相反方向拧成花卷状。蒸锅铺油纸放入花卷，静置10分钟。开水蒸花卷，水开上汽后再蒸15分钟。蒸好闷3分钟即可。

番茄烤蛋

材料：西红柿2个，鸡蛋2个，芝士1片，盐1g，胡椒粉适量。

做法：将番茄洗净，去掉蒂上部，挖空番茄肉。底部撒少量盐，在每个番茄里打一个鸡蛋。撒上适量盐和黑胡椒粉，番茄外部刷一层色拉油。撒上葱花，烤箱200℃烤15分钟。每个番茄上面放半片芝士，再烤5分钟即可。

快速早餐

提前清洗食材，沥水后放冰箱保鲜；和面发面。早上起来先用烤箱做番茄烤蛋，再做葱花花卷生坯。在花卷生坯静置过程中烧开水，处理食材，然后蒸花卷。最后将苋菜焯水，完成蒜拌苋菜。也可用两个灶眼同时烹调。

还可以吃什么？

推荐套餐一：蒜香海带+卡通三明治+猕猴桃酸奶饮。

推荐套餐二：三色萝卜丝+油菜蒸蛋+紫米花卷+芝麻豆浆。

推荐套餐三：凉拌木耳+绿豆煎饼+香芹洋葱蛋黄汤。

外带10点加餐：苹果。

外带15点加餐：雪梨。

晚餐小推荐

红烧日本豆腐+青椒炒牛肉+田园蔬菜粥+杂粮煎饼

红烧日本豆腐含丰富蛋白质，可补充能量、提高儿童免疫力；青椒和蔬菜中含有丰富的维生素C，可以提高抗病能力，缓解感冒口渴等症状；田园蔬菜粥可提供丰富膳食纤维和能量；杂粮煎饼可以补充能量与其他营养。

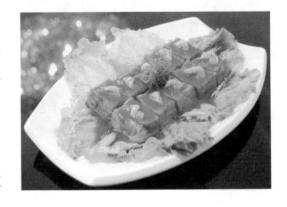

红烧日本豆腐

材料：日本豆腐300g，青、红辣椒片各30g，葱白段50g，淀粉适量，蚝油15g，生抽10g，水淀粉20g。

做法：将日本豆腐洗净，切块，裹匀淀粉。锅内倒油烧热，放豆腐，中火炸2分钟定形，轻轻翻动至变金黄色，捞起沥油。锅留底油，爆香葱白段、放青、红辣椒爆炒，放入日本豆腐，加蚝油、生抽，小火焖2分钟，最后水淀粉勾芡即可。

田园蔬菜粥

材料：大米100g，西蓝花、胡萝卜、蘑菇各30g，香菜末、盐适量。

做法：将西蓝花洗净，掰成小朵；胡萝卜洗净切丁；蘑菇去根洗净切片。大米淘洗干净，加水煮沸，转小火再煮20分钟。下入胡萝卜丁、蘑菇片煮至熟烂，倒入西蓝花煮3分钟，再加入盐、香菜末拌匀即可。

快速晚餐

提前清洗食材，沥水后放入冰箱保鲜。做晚餐时先煮粥，再处理食材，然后腌渍牛肉片、按顺序做红烧日本豆腐、青椒炒牛肉、杂粮煎饼。

还可以吃什么？

推荐套餐一：松菇拌菠菜+拌双色花菜+牛蒡炒肉丝+川贝炖雪梨+扁豆焖饭。

推荐套餐二：香麻豆腐干+烧茄子+什锦青豌豆+生姜羊肉粥+紫米发糕。

推荐套餐三：凉拌山药丝+蒜苗鱼片+荸荠鸡翅+川贝炖雪梨+双色花卷。

第三节

借助膳食促进水痘康复

预防水痘要点

帮儿童养成良好的卫生习惯，如勤洗手；避免带儿童去人多的地方；日常饮食增加富含维生素C的食物，增加儿童免疫力；平时让儿童多锻炼身体，提高抗病能力。接种疫苗是最有效的预防措施。

水痘症状

水痘通常在发热一天后出现，先见于躯干部及头部，然后逐渐蔓延至面部与四肢。

水痘初期为小红点，很快变为高出皮面的丘疹，再变成绿豆大小的水疱。水疱壁较薄且容易破，周围有红晕，疱液为清水样，以后变浑浊，水疱破后结痂，10天到3个星期才能消失。这样的水疱很痒，如果抓破，就会留下疤痕。

饮食原则

①鼓励儿童多喝水。

②儿童的饮食要易消化和营养丰富，半流食或软食较好。

③适当在儿童的食物中增加麦芽和豆类制品。

④增加儿童水果的摄入量，柑橘类为佳。

⑤吃些清热解毒的食物，如马蹄、梨、火龙果、椰子、莲藕、荸荠、绿豆等。

有助于水痘患儿康复的营养素见表8-3。

表8-3 有助于水痘患儿康复的营养素

营养素	功效	食物来源
维生素B$_{12}$	可以促进皮疹干燥结痂，利于病情恢复	鸡蛋、鱼、猪瘦肉等
维生素C	可以使病毒尽快排出	胡萝卜、橘子等
维生素E	促进溃损皮肤尽快恢复	玉米油、花生油、芝麻油、坚果、麦胚等

饮食禁忌

忌让儿童食辛辣、刺激性大的食物；过甜、过咸的食物也不宜吃；羊肉、韭菜、荔枝等食物性热，不利于水痘的消退，反而可能使水痘增多、变大，延长病情，应忌食。

清炒笋尖+荸荠豆腐+薄荷豆饮+黑米面馒头+橙子

薄荷豆饮具有清热、解毒、利湿的功效，对儿童的水痘有较好的辅助治疗效果；荸荠可清热除烦解毒；清炒笋尖清淡可口；橙子可补充维生素C。

薄荷豆饮

材料：绿豆、赤豆、黑豆各10g，薄荷3g，白糖适量。

做法：将绿豆、赤豆、黑豆清洗干净，用温水浸泡1小时。把豆子和薄荷放入电饭锅中一同煮熟。饮用前按口味加少量白糖即可。

荸荠豆腐

材料：豆腐200g，荸荠50g，虾仁15g，胡萝卜10g，小葱、姜、酱油、香油、盐适量。

做法：将葱、姜丝放入半匙水中浸泡10分钟，沥出留汁。胡萝卜切末煮熟；虾仁去泥肠；荸荠洗净。胡萝卜、虾仁、荸荠加盐、香油、葱姜汁，一起剁泥。豆腐切片，放盘中。取胡萝卜虾仁泥放在每片豆腐上，浇上酱油，放入蒸锅中蒸熟即可。

快速早餐

提前蒸黑米面馒头；清洗食材，沥水后放入冰箱保鲜。早上先处理食材，再浸泡葱丝、姜丝，用电饭锅煮薄荷豆饮，把黑米面馒头和薄荷豆饮一起上蒸锅热一下。然后按照顺序做荸荠豆腐、清炒笋尖。

还可以吃什么？

推荐套餐一：香菇油菜+煮薏米水+馒头+柚子。

推荐套餐二：芦笋炒虾仁+菊花豆浆+玉米发糕+雪梨。

推荐套餐三：拌笋丝+胡萝卜苹果芹菜汁+糙米饭。

外带10点加餐：水蜜桃。

外带15点加餐：水果奶昔。

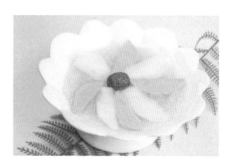

凉拌菠菜+肉炒藕丁+醋溜白菜木耳+土豆蔬菜饼

莲藕清热除烦；白菜、菠菜、土豆蔬菜饼清热解毒、补充营养。儿童食用本套餐可以清热去痒，缓解水痘不适症状。

肉炒藕丁

材料：莲藕300 g，瘦肉100 g，蒜2瓣，老抽1勺，盐2 g，淀粉适量，油5 g。

做法：洗净食材，藕、肉切丁，大蒜拍扁。锅烧热，放油，下瘦肉丁，炒至八成熟盛起备用。锅内留底油，下入藕丁翻炒至变色，加入大蒜继续炒香。把炒好的瘦肉丁放入，加适量盐、老抽炒匀，临出锅放适量水淀粉即可。

醋溜白菜木耳

材料：白菜200 g，木耳10 g，陈醋两勺，酱油1勺，盐2 g，水淀粉、葱花适量。

做法：将白菜洗净切片，木耳泡发洗净择小朵后，焯水过凉沥干水分备用。热锅凉油下葱花爆香，加入白菜翻炒均匀。倒入木耳，加酱油、老陈醋翻炒2~3分钟，加盐调味，淋入水淀粉勾芡，待汤汁浓稠即可出锅。

快速晚餐

提前清洗食材，沥水后放入冰箱保鲜；泡发木耳。做晚餐时先处理食材，按照顺序做土豆蔬菜饼、肉炒藕丁、醋溜白菜木耳。也可用两个灶眼同时烹调。

还可以吃什么？

推荐套餐一：凉拌苦瓜+鱼香菜心+西蓝花炒牛肉+荸荠玉米蔬菜汤+大麦饭。

推荐套餐二：回锅鱼片+火龙果银耳雪梨羹+卤豆腐皮+猪肉白菜包子。

推荐套餐三：醋拌苦菊+糖醋鲤鱼+黄豆香卤海带+西红柿蛋花汤+紫薯馒头。

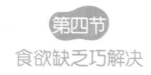

第四节
食欲缺乏巧解决

预防食欲缺乏要点

让儿童养成良好的饮食习惯，吃饭定时定量，不吃零食，不偏食，合理安排膳食，多安排蔬菜食品，注意营养平衡，为儿童营造舒适的就餐环境。鼓励儿童通过运动帮助消化，但需要注意的是在进食前后半小时应避免激烈运动。

食欲缺乏的原因

儿童缺乏食欲的原因有很多，主要包括：
①平时爱吃零食，觉得吃饭没有滋味。
②缺少某些营养素，导致肠胃蠕动变慢，消化食物的时间延长。
③前后两次进餐时间安排得过近。
④吃饭时暴饮暴食，不细嚼慢咽等。

少吃零食

零食的营养价值低，很多儿童因为贪吃零食而不爱吃正餐，甚至导致营养不良，所以应该少给儿童吃零食，尤其是饭前1小时最好不吃零食。

饭前不吃甜食

饭前最好也不要给儿童吃一些过甜的食物，如葡萄、香蕉、荔枝等，这些食物含糖量较高，也可能降低食欲。可用山楂、话梅、陈皮等刺激食欲。在水果方面，草莓、橙子有一定开胃效果。

加餐的必要性

虽然不建议给儿童吃零食，但给儿童加餐是必要的。因为儿童的活动量大，常常没到吃饭时间能量就消耗掉大部分，很难维持接下来的活动。所以，为了防止儿童处于饥饿状态，必须加餐。

加餐应该选择营养丰富的食物，如牛奶、酸奶、豆浆、全麦面包、水果、坚果等。

如果儿童在上一次正餐时蔬菜吃得少，那么就选择蔬菜作为加餐；如果肉类吃得少，那么肉类就是加餐首选。

此外，可以增强食欲的营养素见表8-4。

表8-4　可以增强食欲的营养素

营养素	功效	食材来源
B 族维生素	B族维生素能够促进糖的分解，促进肠胃蠕动。维生素B_6能够增强胃的吸收功能；维生素B_3（烟酸）能够维持消化系统的健康	猪肝、牛肉、牛奶、山楂、胡萝卜、姜
锌	锌与唾液蛋白结合成的味觉素可以增进食欲，所以缺锌时会影响味觉和食欲，甚至发生异食癖；缺锌还可影响味蕾的功能，使味觉功能减退	海产品、动物肝、瘦肉、鱼子、花生、核桃等

早餐小推荐

蒜蓉蒸丝瓜+山楂苹果泥+鸡蛋大虾沙拉+馒头

山楂中的粗纤维含量丰富可以促进肠道蠕动，山楂可以增进胃蛋白酶的活性，其中的脂肪酶能够促进脂肪类食物的消化；苹果可起到排毒、助消化的作用；蒜蓉蒸丝瓜可增进儿童食欲。

山楂苹果泥

材料：新鲜苹果100 g，山楂20 g。

做法：将苹果用清水洗干净，削皮切片；山楂去核，切碎。锅内放适量水，将苹果片和山楂放在碗内，入锅，隔水蒸烂。取出碗，把苹果山楂一起搅拌成泥状即可，吃的时候可以淋上少量蜂蜜。

蒜蓉蒸丝瓜

材料：丝瓜300 g，小红辣椒1个，蒜、糖、盐、植物油各适量。

做法：将丝瓜削皮切段，在顶端中间挖浅坑；蒜剁成泥；辣椒切末。锅中热油，煸炒蒜蓉，加盐、糖，炒香后盛出。蒜蓉放到丝瓜的浅坑里。盘底铺生菜，放丝瓜段。开水入锅，隔水蒸6分钟后取出。辣椒末煸炒出香味，同热油一起倒在蒸好的丝瓜上即可。

快速早餐

提前清洗食材，沥水后放入冰箱保鲜；蒸馒头。早上起来先处理食材。蒜蓉丝瓜、苹果片一同入蒸锅蒸熟，同时煮鸡蛋，热馒头。在等待过程中完成蒜蓉丝瓜、山楂苹果泥的后续步骤。

还可以吃什么？

推荐套餐一：奶油鳕鱼羹+炒米煮粥+水煎包+草莓。

推荐套餐二：西芹百合+银耳雪梨羹+玉米粒饭+橘子。

推荐套餐三：三鲜拌春笋+二米汤+鸡蛋煎饼+猕猴桃。

外带10点加餐：圣女果。

外带15点加餐：面包片。

晚餐小推荐

白灼芥蓝+桂花蜜汁牛肉+薏米橘羹+山药饭

芥蓝含有奎宁，可以增进食欲、加快胃肠蠕动、帮助消化；桂花蜜汁牛肉对饮食不化、积滞肠胃有治疗效果，更是一道补中益气、滋养脾胃的美味佳肴；薏米橘羹可增进食欲。

桂花蜜汁牛肉

材料：瘦牛肉300 g，葱、姜、香菜、料酒、酱油、醋、糖、清汤、桂花糖、香油、胡椒粉适量。

做法：将瘦牛肉切丁，姜蒜切片，葱切段。锅中油热后下葱、姜爆出香味，投入切成拇指大小的牛肉块，翻炒片刻，加料酒后加盖焖5分钟。加酱油、醋、糖、清汤，拌匀后小火焖煮。牛肉酥烂后，加桂花糖少量，开大火收汁后装盘，滴香油，撒胡椒粉，香菜装饰即可。

薏米橘羹

材料：橘子250 g、薏米50 g，白糖、糖桂花、水淀粉适量。

做法：将薏米淘洗干净，冷水浸泡2小时。橘子剥壳，果肉瓣成瓣，切丁。在锅中加适量清水，放入薏米，大火煮沸后，改小火慢煮。薏米烂熟时加白糖、糖桂花、橘丁烧沸，水淀粉勾稀芡即可。

快速晚餐

提前清洗食材，沥水后放入冰箱保鲜。做晚餐时先用电饭锅把山药米饭蒸上，再按照顺序做桂花蜜汁牛肉、薏米橘羹、白灼芥蓝。可用两个灶眼同时烹调。

还可以吃什么？

推荐套餐一：香椿炝黄豆+韭黄炒鱼片+胡萝卜西芹鸡肉粥+麻酱花卷。

推荐套餐二：小龙虾沙拉+清炒紫甘蓝+红烧鸡翅+干贝豆腐汤+馒头。

推荐套餐三：西蓝花香蛋豆腐+青椒鸡块+海带腔骨汤+猪肉大葱包。

第五节
科学饮食控制肥胖

肥胖的危害

肥胖除使身体笨重、动作不灵活、学习和工作效率低以外，对生理机能也有很大影响，如增加心肺的负担等。身体脂肪过多会增加心脏负担，容易造成高血压和心脏肥大。由于脂肪组织对胸壁的压迫，还可造成肺换气不足。

肥胖对身体代谢也有影响，肥胖儿童的血脂明显高于非肥胖儿童，肥胖程度越高，血脂水平越高，高血脂是动脉硬化和高

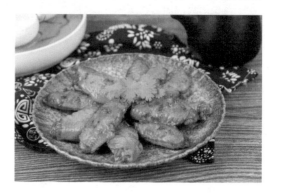

血压的危险因素。体内脂肪过多对糖代谢也有影响，表现为糖耐量降低和血胰岛素升高，这是造成儿童成年以后糖尿病的潜在因素。所以肥胖儿童长大成人后，心脏病、高血压和糖尿病的发病率比一般人高几倍甚至十几倍。因此儿童时期控制肥胖，是防治成年人心血管病、糖尿病的早期措施，家长对此必须予以重视。

至少每年要给儿童测一次体重，根据身高和标准体重，看体重是否在正常范围内。一般而言，儿童的肥胖常常是摄入过量能量和脂肪导致的，所以对超重和肥胖的儿童要采用控制饮食的方式来减肥。控制饮食是指减少能量的摄入，但是各种营养素还是应该满足儿童的生长需要。儿童正在生长发育时期，若为了减肥造成营养不足反而会对健康有害，从而影响儿童的体力和智力的发育，造成更严重的后果。

肥胖的症状

肥胖的儿童常有疲劳感，用力时气短或腿痛。严重肥胖者由于脂肪的过度堆积限制了胸扩展和膈肌运动，使肺换气量减少，造成缺氧、气急、紫绀、红细胞增多，导致心脏扩大或出现充血性心力衰竭甚至死亡。

为什么有的儿童吃得并不多也肥胖

众所周知，肥胖是由于摄入的能量大于身体消耗的能量，过量的能量转变成脂肪堆积起来而造成的。但是也有的人，吃得并不多，活动也不少，却仍然肥胖，因此，有人说"胖人喝凉水也长胖"。其实这是不对的，只喝凉水是不会长胖的，但发胖的个体差异确实是比较大的。

肥胖受很多因素影响，饮食过量是发胖的基础因素和重要因素，但不是唯一因素。肥胖还受遗传影响，一些国家的科学家调查发现，父母都肥胖，子女肥胖的可能性为73%左右；父母只有一人肥胖，子女肥胖的可能性为50%左右；父母都不肥胖，子女肥胖的可能性仅有9%左右。遗传一方面是体型的遗传，另一方面是身体酶活性的遗传。身体的碳水化合物、蛋白质、脂肪转变成能量需要很多酶参与，不同人的酶活性效能不同，肥胖者脂肪的形成速度比正常人高得多。对肥胖者的代谢研究表明，他们的基础代谢水平较低，能量利用效率较高。因此，即使吃得不多，仍然是摄入大于消耗。所以肥胖父母的子女，更要及早注意节制饮食，增加体力活动。另一个因素是肥胖者动作比较缓慢，并且一般不爱活动，所以能量消耗少。

预防肥胖要点

1.控制饮食，避免摄入过多的能量，减少体内的脂肪堆积

①平时儿童说吃饱了之后，不要勉强让他们吃完盘子里最后剩下的食物。培养儿童科学的饮食习惯，告诉他们不要过快进食，实行定点定时进餐，少吃零食。

②减少脂肪和能量摄入的同时，保证足量蛋白质及维生素、矿物质的摄入。选择食物时应多吃些水果、蔬菜、粗粮。炒菜少放些油，不要吃肥肉及油炸的食物，食量也要适当减少，少吃糖。

③特别注意不要喝含糖的饮料，否则会在不知不觉中摄入很多的糖和能量，经常喝果汁是很容易能量摄入过剩的。

④食欲好的儿童，可让他们多吃些新鲜的瓜果、蔬菜，如西红柿、萝卜等。

⑤冬瓜、红小豆、海带、山楂等有利水、清除血脂的作用。

2.适当增加运动

①鼓励儿童多参加运动，告诉儿童不要进食后就睡觉，不要在看电视时进餐，进食后要适当活动。

②增加体力活动是减轻体重的有效措施。加强体育锻炼和体力活动，不仅可消耗能量，而且能增强体质，使肌肉组织更发达，使骨骼储存更多的钙。有研究报告，儿童时期经常运动的人，老年时骨质较少脱钙。经常运动可降低血胆固醇，增强心肺

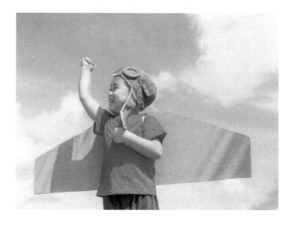

功能，促进血液循环，增强人体对疾病的抵抗力。

③体育锻炼还可以刺激生长激素分泌，运动时血液雄激素含量升高，可加速生长，提高新陈代谢率，增加身体酶的活性。反之，如果单纯通过节食来减轻体重，身体就会变虚弱。

④怎样的锻炼才能消耗脂肪呢？消耗脂肪的运动称为有氧运动，这种运动会使人的心跳加快，氧消耗量增多，如快走、游泳、滑冰、打球、跑步等。这种有氧运动每周应至少进行三次，每次至少20分钟，当然也要适度，如感到肌肉疼痛、头昏、恶心或过度疲乏，则应减少运动量。如果身体无何不良反应，还可适当延长运动时间，或增加运动次数。只有在适当节制饮食的基础上，加强体育锻炼，才会有健康的体魄。《中国居民膳食指南（2022）》推荐的学龄儿童一周身体活动示例见表8-5。

表8-5　学龄儿童一周身体活动示例

时间	校内身体活动		校外身体活动	
	活动内容	活动时长/分	活动内容	活动时长/分
周一	体育课	45	增强肌肉力量和/或骨健康的运动	30
	课间活动	30		
周二	课间活动	30	打篮球	60
周三	体育课	45	增强肌肉力量和/或骨健康的运动	30
	课间活动	30		
周四	课间活动	30	健美操	60
周五	体育课	45	增强肌肉力量和/或骨健康的运动	30
	课间活动	30		
周六			踢足球	90
周日			远足/中长跑	90

3.改变不良饮食习惯

①当身体出现血糖降低或感到饥饿时，饥饿中枢就会兴奋，刺激儿童进食；当食物进入胃内使胃壁受到压力，食物消化吸收后使血糖升高时，神经发出信息，使饱腹中枢兴奋而停止进食。但是如果吃得太快，饱腹中枢还来不及收到信号，便已经吃进很多食物了，就容易摄入过量。所以食欲太好、吃饭太快容易引起肥胖，科学的进食方法应该是慢慢吃，要细嚼慢咽。

②晚饭过量也容易引起肥胖。晚上是脂肪堆积的高峰时间，尤其是饭后马上上床睡觉，很容易使多余的能量积蓄下来变成脂肪，使人发胖。所以要注意晚餐不要吃得过晚，也不要吃得过饱。

其他疾病并发的肥胖要及时就医

控制饮食和加强锻炼而体重仍然继续增长的肥胖儿童，则应该到医院去检查，因为有些疾病如肾上腺皮质功能亢进、下丘脑病变、内分泌失调都可引起肥胖，要及早治疗。

饮食原则

①根据儿童的年龄段制定节食食谱，限制能量摄入的同时要保障儿童的生长发育需要，食物要多样化，维生素、膳食纤维要充足。

②适量多吃粗粮、麸子、蔬菜、豆类等富含膳食纤维的食物，可以帮助儿童消化，减少废物在儿童体内的堆积，预防肥胖。

③食物宜采用蒸、煮或凉拌的方式烹调。

④可以给儿童安排几餐量少且不含糖和淀粉的零食，这样的零食可以减轻儿童的体重，有助于保持儿童的血糖，控制儿童对碳水化合物的渴求。

⑤让儿童多吃能量少、体积大的食物，如芹菜、韭菜、萝卜、笋等，增加饱腹感，防止能量摄入过多。

⑥食物选择上，尽量以粗粮、杂粮为主食，以鱼、瘦肉为蛋白质的食物来源。

⑦鼓励儿童按时进餐，严格限制儿童食用零食，对各种饮料限定饮用量，尽量不喝含糖饮料，以喝白开水为主。

⑧能够辅助控制肥胖的营养素见表8-6。

表8-6　能够辅助控制肥胖的营养素

营养素	功效	食物来源
B族维生素	B族维生素中的B_1、B_2、B_6和B_{12}能够促进脂肪、蛋白质、碳水化合物的代谢，具有燃烧脂肪、避免脂肪囤积的功效	动物内脏、谷类、豆类、核桃、菠菜、瘦肉
钙	钙能抑制食欲，其进入到肠内可以阻碍脂质的吸收	牛奶、奶酪、鸡蛋、豆制品、海带、紫菜、虾皮、芝麻、山楂、海鱼
锌	锌可促进胰岛素分泌，有助于瘦身	小麦胚芽、生蚝、扇贝、瘦肉、肝脏、豆类

饮食禁忌

糕点、面包、糖果、炸鸡、炸鱼、薯片等食物中糖和脂肪含量高，儿童吃得过多，会造成肥胖。

早餐小推荐

蒜蓉空心菜+耳丝莴笋+苹果燕麦糊+玉米面发糕

空心菜所含的烟酸、维生素C等具有降脂减肥的功效；莴笋的脂肪含量很低，碳水化合物含量较少；苹果燕麦糊、玉米面发糕富含纤维，饱腹感很强。

蒜蓉空心菜

材料：空心菜400 g，尖椒1个，食用油、蒜、盐适量。

做法：将空心菜洗净沥水，折段；蒜切末。把尖椒放入锅里，用小火煎出虎皮，加入盐和油，将尖椒剁碎后盛碗里。热锅下油，倒入蒜片爆香，再倒入空心菜，大火翻炒，稍微断生后倒入尖椒碎、盐，快速炒匀，装盘即可。

耳丝莴笋

材料：莴笋300 g，水发黑木耳100 g，植物油、盐、葱、姜、花椒、蒜适量。

做法：将黑木耳洗净，沥水切丝；莴笋去皮洗净切丝；葱、姜、蒜洗净，葱切丝，姜和蒜切片。热锅放油，加入花椒，爆香后捞出；放入葱丝、姜片，爆香后捞出。放入莴笋丝、盐、木耳丝翻炒，将熟时放入蒜片，再翻炒均匀即可。

快速早餐

头天晚上可以清洗食材，沥水后放入冰箱保鲜；把玉米面发糕蒸好；把黑木耳泡上。早上起来先热发糕，再处理食材，按顺序做耳丝莴笋、蒜蓉空心菜、苹果燕麦糊。

还可以吃什么？

推荐套餐一：香芹花生米+卤蛋+小米面窝头+橙子。

推荐套餐二：炝辣味竹笋+玉米绿豆糊+碗扣蛋饺+苹果。

推荐套餐三：清炒苦瓜+蛤蜊蒸蛋+山楂粥+素包子。

外带10点加餐：大杏仁。

外带15点加餐：酸奶。

晚餐小推荐

春笋烧兔+蛋奶土豆泥+海米冬瓜汤+杂粮包

兔肉胆固醇含量低；燕麦和南瓜都富含膳食纤维，有利于肠胃蠕动，能促进消化。

春笋烧兔

材料：鲜兔肉块、春笋块各300 g，豆瓣酱50 g，肉汤1000 ml，油3 g，水淀粉、葱花、姜末、酱油、盐适量。

做法：将锅烧热，下兔肉块炒干水分。下入豆瓣酱同炒，至油呈红色时下酱油、盐、肉汤，改高压锅炖20分钟后，关火放汽。在锅中加春笋，撒葱花、姜末，再炖20分钟。待兔肉软烂时放入水淀粉，收汁即可。

蛋奶土豆泥

材料：土豆2个，鸡蛋1个，牛奶50 ml，盐、胡椒粉适量。

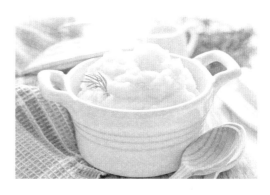

做法：将土豆洗净，去皮切片；鸡蛋煮熟，同时把土豆片放蒸隔上蒸。把蒸熟的土豆捣泥；把鸡蛋的蛋白和蛋黄分开，蛋黄捣碎，蛋白切丁。在土豆泥、蛋黄泥中加入盐、胡椒粉、牛奶拌匀，再加入蛋白丁拌匀即可。

快速晚餐

提前清洗食材，沥水后放入冰箱保鲜。做晚餐时先煮鸡蛋、蒸土豆片、热杂粮包，再处理食材，然后按顺序做春笋烧兔、蛋奶土豆泥、海米冬瓜汤。也可用两个灶眼同时烹调。

还可以吃什么？

推荐套餐一：肉酱双色豆腐+西湖醋鱼+黄豆拌小白菜+番茄蛋花汤+花卷。

推荐套餐二：凉拌豆角+清炖羊肉+大拌菜+萝卜丝虾皮汤+糙米饭。

推荐套餐三：炝拌豆苗+腐竹鸡片+蒜蓉西蓝花+山药羹+小窝头。

第九章

常见营养问题答疑

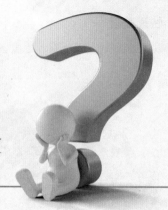

问题1：需求量大的营养素才重要吗？

从种类上来说，我们需要四十多种营养素，有的量多一些，有的量少一些，有的是以克计的，有的是以毫克计的。比如蛋白质，普通人每天需求量为55～80 g；铁每天需求量为12～20 mg；钙每天需求量为800～1 000 mg。是不是我们需求量大的营养素就重要，需求量少的就不重要呢？

当然不是，比如铁每天的需求量虽然远远少于蛋白质，但若长期摄入量不足，会形成缺铁性贫血，影响儿童的发育。所以就要求儿童一定不能挑食和偏食，要保证食物多样化，这样才能保证营养素的来源充足，摄入的营养素种类多样，不至于缺乏。

问题2：营养素是不是摄入越多越好？

营养素不能缺乏，但绝不是越多越好。以蛋白质为例，虽然要保证蛋白质的足量摄入，但是，蛋白质并不是摄入越多越好。吃过多就意味着浪费，多余的蛋白质会被代谢掉然后排出。而且，摄入过多的蛋白质，体内蛋白质的分解增多，由尿排出的含氮废物也增多，会加重肾脏的负荷，加速骨骼中钙的流失，增加患骨质疏松症的风险。所以，营养素摄入适量就好，均衡饮食一般都可以满足营养需要。

问题3：存在"万能食品"吗？

我们经常听到有的食物被称为"万能食品"，这是不科学的。

除了母乳能满足6个月以内婴儿所需的全部营养素，没有哪一种食物能够供给儿童所需要的全部营养素，只有相互搭配的多种食物才可以构成实际生活中的均衡膳食。理论上要求人的膳食既能满足心理上的进食欲望，又能满足生理上的物质需要，这样的膳食才能称为均衡膳食。中国居民平衡膳食宝塔就是均衡膳食的具体推荐。它要求我们每天的膳食中要包括基本的主食、蔬菜水果、肉蛋类、奶类、大豆，还有一定量的调味品；每天的食物种类不少于12种，每周的食物种类不少于25种，颜色最好也是五颜六色。食物种类越多，营养素的来源也就越多，不同的食物间还能起到营养素互补的作用。均衡膳食一定不是喜欢吃什么就只吃什么、不喜欢就一点不吃，只有什么都吃，食物多样化，才能保证营养更加均衡。所以不要盲目崇拜某一种食物，食物多样化、什么都吃，才是"王道"。

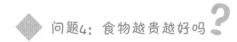

问题4：食物越贵越好吗？

食物并非越贵越好。一枚鸡蛋提供的能量要比一只鲍鱼多；蛋白质的含量二者差不多；脂肪、胆固醇的含量鸡蛋要比鲍鱼高；鲍鱼的碳水化合物含量是鸡蛋的两倍多；鲍鱼的钙、铁、硒要比鸡蛋的多；鸡蛋中的维生素A、维生素B_1、维生素B_2都比鲍鱼多；烟酸含量二者差不多；维生素C两者都没有。从数据来看，鲍鱼和鸡蛋的营养成分没有太大的区别，只是个别营养素的含量有所差别，但价格差别就大了。一只鲍鱼的价钱可以买好几斤鸡蛋，所以并不是越贵的食物提供的营养物质越多。

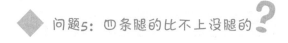

问题5：四条腿的比不上没腿的？

坊间流行一种说法："四条腿的比不上两条腿的，两条腿的比不上一条腿的，一条腿的比不上没有腿的"。"四条腿的"指猪肉、牛肉、羊肉等食物，"两条腿的"主要指鸡肉、鸭肉等食物，"一条腿的"指蘑菇等真菌类食物，"没有腿的"指鱼类等水产品。

其实从营养学角度来看，四条腿、两条腿和没有腿的都属于动物性食物，蛋白质含量都比较高，铁的含量都差不多，猪肉的脂肪含量较高，可能不太受欢迎，但其维生素B_1的含量比其他几种食物都高。蘑菇虽然脂肪和能量含量低了很多，但它的蛋白质、铁、硒、维生素A的含量都比另外三种食物高。各种食物各有各的优势，交替着吃就挺好。

 问题6：是不是鸡蛋黄胆固醇含量高，不能吃蛋黄？

很多人关心胆固醇的问题，不少人吃鸡蛋的时候，都不吃鸡蛋黄，认为吃鸡蛋黄会使胆固醇增高。其实，我们身体的各个器官都有胆固醇，胆固醇是细胞膜的组成成分，参与了一些甾体类激素和胆酸的生物合成，主要来自人体自身的合成，食物中的胆固醇是次要补充。每日从食物中摄入胆固醇200 mg，即可满足身体需要。胆固醇的吸收率只有30%，随着食物中胆固醇含量的增加，吸收率还会下降，200 mg胆固醇大约相当于1个鸡蛋中的胆固醇含量或3～4个鸡蛋的胆固醇吸收量。建议每天摄入50～300 mg胆固醇为宜。

每天一个整鸡蛋不会让你的胆固醇超标，不仅如此，蛋黄中含有较丰富的卵磷脂，消化后可释放出胆碱，进入血液中进而合成乙酰胆碱，是重要的神经递质，可以帮助儿童提高脑功能，增强记忆力。另外，儿童不喜欢吃蛋黄可能

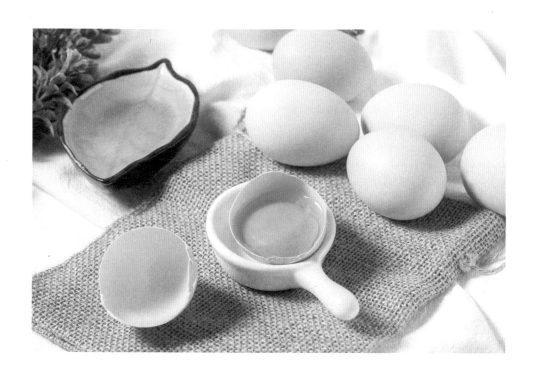

是觉得煮鸡蛋的蛋黄太干了，不好下咽，家长可以给儿童变换一下做法，做成鸡蛋羹，这样既美味又好消化，能保证儿童获取整个鸡蛋的营养。

 问题7：粗粮比细粮好，能不能只吃粗粮？

人们普遍认为燕麦、荞麦等粗粮，具有"三降"功能，即降血压、降血脂、降血糖，而且吃燕麦的人不易得胃肠道癌症，如直肠癌、结肠癌等。

燕麦、荞麦以及薯类都是粗粮，都含有丰富的纤维素，纤维素在胃肠道内占据的位置大，停留的时间长，不仅容易有饱腹感，还有利于清理肠道和排除毒素。

但是，是否得直肠癌及结肠癌，不完全取决于是否吃燕麦、荞麦、薯类等，还跟遗传、运动、心情、睡眠、免疫力等都有关系。另外，如果主食全部选择粗粮，会增加胃肠道消化的负担，导致消化不良。而且摄入过多粗粮，粗粮中的一些成分会干扰人体对某些营养素的吸收，如植酸与钙、铁、锌等螯合成植酸盐导致人体无法利用这些营养素。因此儿童时期每天吃粗粮不宜超过100 g，主食要注意粗细搭配。

 问题8：蒸馏水比白开水好吗？

现在饮用水的种类越来越多，比如矿泉水、纯净水等，有些人认为蒸馏水不含细菌、病菌、病毒等微生物，应该更干净卫生，因此每天只饮用蒸馏水。这样看似很卫生，其实并不符合营养科学的原则。这是因为，水在蒸馏时将水分子由液态变为气态，然后又将气态分子冷凝变为液态的水。在变化的过程中，一些对人体非常重要的矿物质就丢失了，水分子蒸发时不能将矿物质一起携带。钙、铁、锌、铜、钼、铬、硒、碘等矿物质在水中虽然是微量，但其在人体中的生理功能却是十分重要的，缺乏某种矿物质，可能使人体产生相应的缺乏症，诱发疾病。因此，我们切不可只注意饮食卫生，而忽视了饮食营养。实际上，儿童只要不喝生水，即可防止微生物对机体的侵害、预防疾病的发生，喝白开水、矿泉水都是可以的。

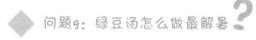
夏季暑热盛行，绿豆汤是民间传统的解暑佳品，在炎热的夏季给儿童自制些解暑的健康饮料是再好不过的了。绿豆的清热之力在皮，因此，如果只是想消暑，煮汤时将绿豆淘净提前浸泡，用大火煮沸10分钟左右即可，注意不要久煮。这样熬出来的汤，颜色碧绿清澈。喝的时候没必要把豆子一起吃进去，只喝汤汁就可以达到很好的消暑功效。

煮绿豆时要注意

①煮绿豆时不要用铁器，绿豆在铁锅中煮了以后会变黑，这是因为绿豆中含有鞣酸，鞣酸能和铁反应，生成黑色的鞣酸铁。

②绿豆要煮烂。未煮烂的绿豆腥味强烈，食后易恶心、呕吐。

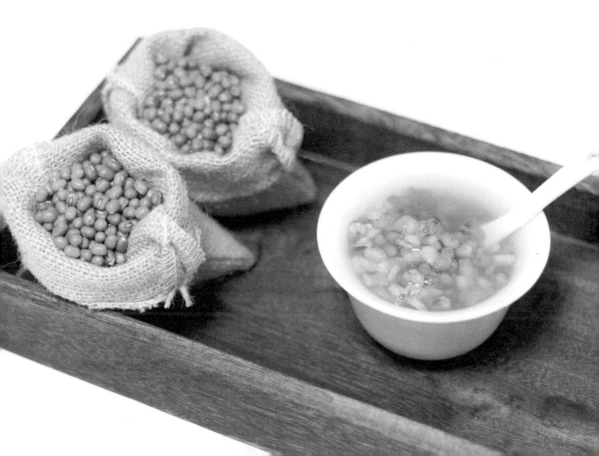

③服药期间不宜吃绿豆。进食温补药的同时一般不宜饮服绿豆汤，以免降低药物疗效。

④绿豆性凉，脾胃虚弱的儿童不宜多吃。

 问题10：坚果怎么吃更健康？

坚果可以说是植物的精华部分，富含蛋白质、脂肪、矿物质和维生素等营养素，对人体生长发育和预防疾病都有很好的作用。有研究认为，每周适量吃坚果能够降低人们患致命心脏病的风险，这是因为坚果中富含不饱和脂肪酸，可以降低血脂和心血管疾病风险。坚果还富含钙、镁、钾等矿物质，能使儿童骨骼强健。

此外，人们之所以说吃核桃补脑，可不是因为核桃长得像脑子，因为核桃里面的脂肪大部分为 ω–3长链多不饱和脂肪酸，它是大脑所需的营养物质之一，可以提高脑细胞活性，促进思维能力。不光是核桃，大多数坚果里面也都含有 ω–3长链多不饱和脂肪酸。

也有人说吃一把坚果就等于喝一勺油，虽然没有那么夸张，但是坚果里面的脂肪含量确实不少，坚果中油脂含量为44%～70%，过量吃坚果也会导致脂肪摄入过量，所以要注意限制吃坚果的量。推荐每天吃10 g左右坚果，大概是自己半握拳的一小把。不同的坚果营养素含量也不同，没有哪种是最好的，每种坚果都各有长短，大家可以根据自身需求，选择吃什么坚果。

在给儿童选择坚果时，最好选择原味的、无添加剂的、新鲜的，买的时候可以闻一闻有没有哈喇味，如果有则建议不要购买。